쑤시고 결리고 늘 지친다면

자세가
잘못
됐습니다

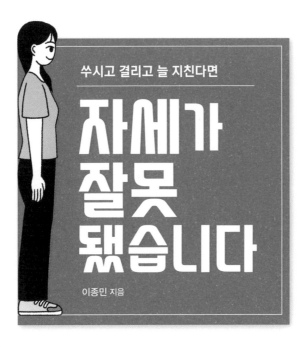

쑤시고 결리고 늘 지친다면

자세가 잘못 됐습니다

이종민 지음

재활 전문의가 알려주는 평생 안 아픈 자세법

PACE MAKER

하루 23시간,
당신의 통증 주치의가 되겠습니다

50대 후반의 주부 꽃분(가명) 씨는 만성 허리 통증으로 제 진료실을 찾았습니다. 집 근처 병원에 다니며 약물 치료와 물리치료를 계속 받았지만 몇 개월이 지나도 호전이 없었답니다. 운동 부족인가 싶어서 유튜브를 보며 허리 통증에 좋다는 운동을 따라 하고, 한 달 전부터는 주 3회 필라테스도 해봤다는데요. 허리 통증은 점점 더 심해졌고, 오른쪽 엉덩이와 다리까지 저려서 2주 전에는 통증 전문 병원에도 갔었답니다. 허리 디스크 진단으로 주사 치료를 받고 나자 일주일은 괜찮은 듯했답니다. 하지만 다시 허리와 다리가 아파서 저를 찾아왔습니다.

꽃분 씨는 참 많은 노력을 했습니다. 그런데도 허리 통증이 줄지 않아 화가 났고, 마음마저 우울해졌다고 합니다. 저는 이전 병원에서 촬영한 엑스레이와 MRI를 확인했습니다. 오른쪽 요추 5번과 천추 1번 사이의 디스크가 신경을 누르고 있었는데, 그곳에 주사 치료를 잘 받으셨더라고요. 그렇다면 꽃분 씨를 힘들게 하는 통증은 왜 사라지지 않는 걸까요?

저는 꽃분 씨의 하루 생활부터 되짚어봤습니다. 꽃분 씨는 침대가

4

답답해서 매일 밤 바닥에 요를 깔고 잡니다. 아침에 일어나 요를 접어 한쪽에 두고, 바닥에 있는 상에서 급하게 아침을 해결한 뒤, 직장에 다니는 딸을 위해 11개월 된 손자를 돌보러 딸네로 갑니다. 딸이 퇴근하는 3시까지 재우고 먹이고 달래기 위해서 하루에도 여러 번 손자를 안아 올렸다 내리는 동작을 반복합니다. 그 후 집으로 돌아와서 운동하고 자기 전 1시간 반씩 앉은뱅이 상에 앉아서 성경 공부를 합니다. 그러고 나서 다시 바닥에 요를 깔고 잡니다.

약물과 주사 치료에도 불구하고 꽃분 씨의 허리 통증이 사라지지 않는 이유는 바로 일상생활 속에 있었네요. 반복적으로 허리를 구부리는 동작은 아무는 허리 디스크를 계속해서 다시 찢어서 약물 치료에도 불구하고 통증이 심해집니다. 바닥에서 요를 펴고 개거나, 앉은뱅이 상에서 먹거나 공부하는 등의 좌식 생활은 침대나 식탁 생활보다 허리에 무리를 줍니다. 꽃분 씨가 손자를 들어 올리는 자세를 살펴보니 엉덩이나 다리보다는 허리를 굽혀 들어 올리고 있었고, 성경 공부를 위해 앉는 자세도 확인해보니 앉은키보다 상 높이가 낮아 허리를 구부정하게 만들어 디스크에 무리를 주고 있었어요. 유튜브를 보고 따라 한 운동에는 윗몸일으키기 등 디스크 환자의 허리에 좋지 않은 운동이 포함되어 있었고, 필라테스도 허리 옆으로 구부리기와 과도한 회전 동작이 포함되어 있었습니다.

꽃분 씨의 잘못된 생활 습관을 모두 짚어드린 후 바른 자세와 습관을 알려드렸습니다. 2주 뒤 환하게 웃는 꽃분 씨를 보고 저는 통증이 줄었음을 눈치챘습니다. 한 달 뒤 꽃분 씨의 통증은 더 감소했고, 몇 달 뒤부터는 거의 통증 없이 예쁜 손자와 잘 지내시고 있다고 합니다.

약, 주사, 열전기 치료 등 병원에서 하는 치료는 통증이라는 큰 불씨를 잡는 것이지 완벽하게 불을 끄는 것은 아닙니다. 이후 남은 잔불은 커지지 않도록 우리가 잘 관리해서 완전히 없애야 하는데요. 좋지 않은 자세와 생활 습관은 이런 작은 불씨에 휘발유를 들이붓는 것과 같아요.

의사가 진료와 약, 각종 치료로 여러분과 함께 할 수 있는 시간은 하루 중 고작 1시간 남짓입니다. 나머지 23시간은 오롯이 여러분 몫입니

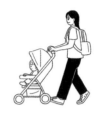

다. 여러분이 하기에 달렸습니다. 그 23시간을 주치의처럼 함께해줄 책을 쓰고자 했습니다. 우리가 살아 있는 100년 동안 잘못된 자세나 습관으로 아프지 않도록 이 책이 작은 도움이 되었으면 합니다.

2023년 진료실에서

이종민

차례

프롤로그   하루 23시간, 당신의 통증 주치의가 되겠습니다   4

intro   아프다면 자세 때문입니다   14
           통증의 주범은 우리 몸 안에 있다   16
           내가 하는 자세가 나쁜 자세라고요?   28
           체크 리스트 – 신체 부위별 나쁜 자세
           바른 자세, 얼마나 해야 효과 볼까?   38
           연습해요! – 하루 5분 초간단 바른 자세   40

Part 1   매일 하는 이 자세 때문입니다

chapter 1   **매일 아침 이래서 아픕니다**   44
               기상부터 출근 준비까지

일어날 때   01 침대에서 몸 일으키기   46
              02 침대에서 일어서기   48

씻을 때   03 배변 보기   50
              04 세면대 사용하기   52
              05 샤워하며 머리 감기   54
              06 머리 말리기   56

출근 준비할 때

07 양말이나 스타킹 신기   58

08 바지 입기   60

09 웃옷 입기   62

10 신발 신기   64

11 배낭 메기   66

12 옆으로 가방 메기   68

chapter 2   **이동할 때 이래서 아픕니다**   70

출퇴근 및 외출 시

이동할 때

13 걷기   72

확인해요! - 나의 걸음걸이   74

확인해요! - 내 다리 정렬   76

14 서서 대중교통 기다리기   78

15 대중교통에서 서 있기   80

16 대중교통에 앉아서 이동하기   82

17 차 타고 내리기   84

18 운전하기   86

19 차에서 물건 넣고 빼기   90

20 자전거 타기   92

chapter 3   **일할 때 이래서 아픕니다**   96

사무실·작업장·집에서 작업 시

**사무실에서
일할 때**

21 의자에 앉아서 일하기   98

22 작업대(키보드) 높이   104

23 모니터 위치   106

24 키보드와 마우스 사용하기   110

25 문서를 보면서 컴퓨터 작업하기   114

26 서류 및 책 보기   116

27   전화 받기   118

28   일하다 간단한 스트레칭하기-목 운동   120

29   일하다 간단한 스트레칭하기-허리 운동   124

작업할 때   30   몸을 낮춰서 일하기   128

연습해요! - 만년 복대와 힙 힌지   130

31   서서 일하기   132

32   바닥에서 일하기   134

33   공구를 가지고 일하기   136

34   작은 물건 줍기   140

35   무거운 물건 들고 내리기   142

36   물건 들고 방향 바꾸기   146

37   물건 쌓기   148

38   서빙하기   150

chapter 4   **매일 저녁 이래서 아픕니다**   152
퇴근 후부터 취침 전까지

저녁때   39   바닥에 앉기   154

40   소파 사용   156

41   식사하기   160

42   TV 시청하기   162

43   발톱 깎기·페디큐어 바르기   164

chapter 5   **잠잘 때 이래서 아픕니다**   166
취침 준비부터 기상할 때까지

잠잘 때   44   침대 선택   168

45   베개 선택   170

46   다리 베개와 허리 베개   172

	47	천장을 보고 자기	174
	48	옆으로 자기	176
	49	옆으로 돌아눕기	178

Part 2 습관처럼 하는 그 자세 때문입니다

| chapter 6 | | **집안일 할 때 이래서 아픕니다** | 182 |
| | | 장 보기부터 요리·청소·빨래까지 | |

장 볼 때와	50	카트 밀기	184
분리수거 할 때	51	카트 방향 바꾸기	186
	52	무거운 봉투 들기(장바구니 들기, 쓰레기봉투 버리기)	188

부엌에서	53	서서 주방일 하기(요리, 설거지 등)	190
일할 때	54	칼질하기	192
	55	웍질 하기	194
	56	찬장에 물건 올리고 내리기	196

| 청소할 때 | 57 | 진공청소기와 대걸레 사용하기 | 198 |
| | 58 | 손걸레질 하기 | 200 |

빨래할 때	59	세탁기 사용하기	202
	60	손빨래하기	204
	61	빨래 널기	206

식물 키울 때	62	식물 돌보기	208
	63	화분 옮기기	210
	64	물주기	212

chapter 7   **돌볼 때 이래서 아픕니다**   214
              육아부터 반려동물 돌보기까지

아이 돌볼 때   65 아이 안아 올리기   216
                   66 서서 아이 안기   218
                   67 아이 업기   220
                   68 아이 안고 방향 바꾸기   222
                   69 앉아서 수유하기   224
                   70 아이 밥 먹이기   228
                   71 기저귀 갈기   230
                   72 목욕시키기   232
                   73 누워서 아이 재우기   234
                   74 유모차 밀기   236
                   75 카시트에서 아이 태우고 내리기   238

반려동물   76 먹이 주기   240
돌볼 때   77 산책시키기   242
                   78 안아 올리기   246
                   79 배설물 처리하기   250
                   80 목욕시키기   252
                   81 이동 가방 사용하기   254

intro

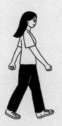

아프다면 자세 때문입니다

진료실을 찾는 통증 환자들이 점점 더 젊어지고 있습니다. 결코 바람직한 현상이 아니지요. 노년층 질환으로 여겨졌던 디스크 손상으로 목이나 허리의 통증을 호소하는 10대부터, 50대에게 많이 발생해 오십견이라 불렸던 유착성 관절낭염으로 어깨 통증을 호소하는 30대까지, 제 진료실은 젊은 통증 환자로 붐빕니다.

50대 이상에서 나타나는 통증은 대부분 근육과 관절의 노화(퇴행성)나 직업과 관련이 깊습니다. 반면 젊은 층의 통증은 나쁜 자세나 운동 부족 등 생활 요인이 큽니다. 코로나로 온라인 수업과 재택근무를 위해 장시간 앉아 있다 보니 통증을 호소하는 젊은 사람들이 더 늘었습니다. 다음의 그림과 같이 장시간 전자 기기를 사용하다 보면 우리는 목을 앞으로 쭉 빼고(거북목), 어깨는 앞으로 말린 채(말린 어깨), 허리를 구부정하게 굽히게 됩니다(새우등). 거북목과 새우등은 목과 허리 디스크의 압력을 높여 손상을 일으킵니다. 말린 어깨는 팔을 머리 위로 들 때 충돌증후군을 만들어 어깨 근육 파열을 일으킬 수 있고요.

더 있습니다. 우리는 버스를 기다릴 때 한쪽 다리에 체중을 싣고 서 있기도 하고, 카페에서 다리를 꼬고 앉으며, 한 손으로 턱을 괸 채 공부하는 등 무심코 나쁜 자세를 취합니다. '잠깐 나쁜 자세를 취했다고 큰 문제가 될까'라고 생각할 수도 있겠지요. 하지만 이런 자세는 몸에 밴 습관이라 무의식적으로 반복하며 결국 장시간 지속하게 됩니다. 이는 특정 부위의 관절 및 근육과 인대 등에 과도한 스트레스를 주어 작은 손상을 만들기 시작합니다. 손상이 누적되면 통증이 생기고요. 결국 나쁜 자세와 잘못된 생활 습관이 우리를 아프게 합니다. 떨어지는 작은 물방울도 반복되면 단단한 돌을 부숩니다. 나쁜 버릇들이 우리 몸에 더 큰 해를 끼치기 전에 얼른 찾아서 바로 잡아야겠지요?

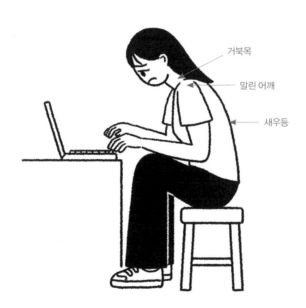

통증의 주범은 우리 몸 안에 있다

인간은 진화를 통해 매우 복잡하고 정교한 보호 방법을 가지게 되었는데요. 바로 통증을 느끼는 것입니다. 아프게만 느껴졌던 통증이 사실은 우리에게 위험을 알리고 치료하라고 알려주는 보호 장치였습니다. 하지만 통증은 불쾌한 감각이자 심리적 경험이라, 피할 수만 있다면 누구나 피하고 싶을 겁니다. 우리 몸에 통증이 생기는 곳은 어디이고, 우리가 하는 행동들이 어떻게 통증을 만드는지 안다면 통증과의 이별을 앞당길 수 있습니다.

우리가 몸을 움직일 수 있는 건 우리 몸의 근골격계(뼈, 근육, 관절, 건 등) 덕분입니다. 나쁜 자세와 잘못된 생활 습관은 바로, 이 근골격계를 공격해서 통증을 일으킵니다. 다음 아홉 사람의 사례를 통해 우리 몸에서 통증을 일으키는 주범부터 알아볼까요?

❶ 뼈 Bone

골프를 시작한 지 3개월 차인 강뼈 씨는 부부 동반 라운딩이 잡히자 마음이 급해졌어요. 막상 필드에 나간다고 생각하니 걱정되고 불안해서 매일 오전에는 레슨을 받고 저녁에는 혼자 연습했습니다. 그날도 시간이 빠듯해서 스트레칭 없이 바로 연습을 시작했습니다. 어제 코치가 교정해준 대로 드라이버 스윙을 크게 하다 보니 평소보다 뒤땅도 많이 치고 허리 회전도 많았습니다. 마지막 연습 스윙은 잘해야지 하는 마음에 힘껏 팔을 휘두르는데 "악!" 소리가 날 정도로 오른쪽 가슴에 통증이 생겼습니다. 숨을 쉴 때마다 아프고 가벼운 기침에도 심한 통증이 느껴져 병원을 찾았습니다. 엑스레이(X-레이) 결과 갈비뼈 피로골절이라는 진단을 받았습니다.

뼈는 우리 몸에서 딱딱하게 만져지는 부분으로 갓난아기 때는 450개이지만 자라면서 여러 개의 뼈가 합쳐져 성인은 206개로 구성됩니다. 머리뼈나 갈비뼈처럼 뇌와 심장 등 몸속의 중요한 기관을 보호하기도 하고, 척추뼈처럼 길게 위아래로 뻗어 몸을 지탱하는 역할을 하기도 합니다. 특히 뼈는 우리를 움직이게 하고, 이때 가해지는 큰 힘을 견뎌내는 단단한 조직이에요.

넘어지거나 비트는 동작처럼 큰 힘이 작용하면 골절이나 뼈에 멍이 들어 통증이 생깁니다. 차에 치이거나 무거운 기계에 깔리는 등 큰 사고가 주원인인데, 다친 사람은 손도 대지 못할 정도의 엄청난 통증을 호소합니다. 하지만 폐경이나 약물 사용, 질병 등으로 뼈가 약해졌거나 반복적인 부하가 집중적으로 가해진다면 작은 힘으로도 골절될 수 있어요. 골다공증이 심한 폐경기 이후 여성이나 노인은 주저앉는 등의 작은 낙상이나 물건 들기, 기침하기 등의 가벼운 충격에도 골절됩니다.

심지어 어떠한 외상이 없는데도 체중만으로 척추뼈가 내려앉는 압박골절도 있고, 달리기나 점프 등의 동작을 많이 하는 종목(농구, 축구, 마라톤 등)의 운동선수나 일반인 혹은 훈련을 많이 하는 군인에게서 흔히 발생하는 정강이뼈(경골)의 국소적인 통증인 피로골절도 있습니다. 특별한 사고 없이 통증이 생겨서 지속되거나 커진다면 반드시 병원에 가야 합니다.

❷ 골격근 Skeletal Muscle

살을 빼려고 운동하기로 결심한 이근육 씨는 피트니스센터를 찾았습니다. 문을 열자마자 GX룸(단체 운동실)에서 신나는 음악소리가 들렸습니다. 혼자 운동하는 것보다 재미있을 것 같아, 바로 등록을 마치고 GX룸으로 향했습니다. 수업 중간에 들어가 준비운동도 없이 이리저리 뛰는데, 오른쪽 종아리에서 '퍽!' 하는 소리와 함께 통증이 느껴졌습니다. 너무 아파서 절뚝이며 집에 와보니 종아리에 피멍이 들고 부어 있었어요. 평소 사용하지 않아 약해진 종아리 근육이 파열됐습니다.

우리는 우리가 원하는 대로 움직일 수 있습니다. 심장을 비롯한 내장 근육과 달리, 우리 몸을 감싸는 골격근이 생각하는 대로 움직일 수 있는 수의근이기 때문인데요. 뇌에서 명령을 내리면 신경이 전기 신호를 전달해서 근섬유 다발로 이루어진 근육을 수축시킵니다. 근육의 양 끝은 대부분 건에 의해 뼈에 연결되어 있고, 일부는 직접 뼈에 붙어서 뼈를 잡아당기면서 몸의 움직임을 만듭니다. 이와 같은 작용을 통해 우리는 달리고, 점프하고, 물건을 던지거나 들어 올릴 수 있어요.

골격근은 움직임을 만드는 것 말고도 많은 역할을 합니다. 자세를 유지하게 하고, 흉곽을 움직여 호흡을 가능하게 하며, 열을 생산해 체온을 유지하거나, 지방 분해 및 암 억제, 기억력을 향상하는 근육 호르몬인 마이오카인을 분비합니다. 날씬한 몸매를 위해서뿐 아니라 이 고마운 골격근을 지키기 위해서라도 우리는 꾸준히 근력 운동을 해야 합니다.

근육 부상은 스포츠에서 흔한 부상 중 하나인데요. 강한 힘이 근육에 가해지면 근섬유와 주변 결합 조직이 손상되면서 근육이 긴장되고 찢어지거나, 근육에 멍(타박상)이 생길 수 있습니다. 한국의 자랑 손흥민 선수도 2020~2021년에 두 차례 왼쪽 햄스트링(허벅지 뒷면 근육)에 손상을 입었고, 오른쪽 종아리 염좌를 경험하고 재활 후 복귀했습니다. 평소에 근육을 많이 사용하지 않는 중년이나 노인은 근육이 약해져 있어, 줌바 댄스 혹은 적은 중량의 근력 운동 등 중간 강도의 힘으로도 근육 파열을 경험할 수 있습니다. 통증이 느껴지면 통증 부위가 붓거나 빨개지면서 열감이 생기지 않는지 주의 깊게 관찰해야 합니다. 이런 증상이 있다면 반드시 병원에서 근육 파열 여부를 확인해야 합니다.

❸ 근막 Fascia

평소에 하이힐을 즐겨 신는 김근막 씨는 회사에서 야유회로 등산을 가게 됐습니다. 운동에는 취미가 없는지라 등산화가 있을 리 없지요. 하는 수 없이 집에 있던 단단한 깔창의 단화를 신고, 산 정상까지 다녀왔습니다. 다음 날 아침 침대에서 일어나서 첫발을 딛는데 발뒤꿈치에 심한 통증이 느껴졌습니다. 발바닥 근막이 다치는 족저근막염이 발병했습니다.

근막은 말 그대로 근육을 감싸고 있는 콜라젠 섬유로 된 막이에요. 피부의 가장 아래쪽에 위치하면서 근육을 보호하고 몸을 지지하는 역할을 합니다. 발바닥의 근막은 우리 몸의 하중을 떠받치고 견디기 때문에 무리해서 잘못 사용하면 미세 손상과 염증으로 통증이 생길 수 있습니다.

❹ 건 Tendon

10년째 옷 가게를 운영하는 박건 씨는 그날도 동대문 도매 상가를 돌며 골라 담은 커다란 옷 꾸러미를 끙끙대며 직접 들고 왔습니다. 겨울옷이라 꽤 묵직했는지 오른쪽 어깨에 조금 불편한 느낌이 들었습니다. 하지만 간혹 있던 작은 통증이기도 했고, 새 옷을 기다리는 단골들을 생각하니 마음이 급해서 신경 쓸 겨를이 없었습니다. 무겁고 긴 코트 여러 벌을 높게 설치된 옷걸이에 잘 보이도록 진열했습니다. 정리가 끝날 무렵 어깨 통증이 더 심해지더니 '찌릿'한 느낌과 함께 더 이상 팔이 올라가지 않았습니다. 평소 수영, 테니스, 골프 등 운동으로 건강관리를 잘한다고 자부했는데, 이런 심한 통증과 움직임에 제한이 생기자 걱정되는 마음에 병원을 찾았습니다. 회전근개 파열이라는 진단을 받았습니다.

건은 촘촘하게 채워진 콜라겐 섬유성 조직으로 근육과 뼈를 유연하지만 강하게 이어줍니다. 건 덕분에 우리는 근육이 수축하는 큰 힘을 잘 견뎌내고, 그 힘을 뼈에 전달해서 운동을 만들지요. 또한 건은 길이가 과도하게 늘어나면 이를 감지해 근육을 이완시켜 근육이 찢어지지 않도록 근육의 긴장도를 조절하는 중요한 역할도 합니다.

건강한 건이 갑자기 파열되는 경우는 드뭅니다. 하지만 평소 나쁜 자세와 습관으로 건을 과도하게 사용해왔다면 얘기는 달라집니다. 건에 염증이나 미세 손상이 생겨 통증을 경험했거나, 잦은 손상으로 퇴행했다면 작은 충격에도 건은 갑작스럽게 끊어질 수 있어요. 가장 흔한 건 손상으로는 앞의 사례처럼 회전근개 손상을 꼽을 수 있습니다. 회전근개는 어깨와 팔을 연결하는 4개의 근육(견갑하근, 극상근, 극하근, 소원근)의 건입니다. 무거운 물건을 들거나, 머리 위쪽으로 팔을 많이 올리는 동작이나 운동(야구, 수영, 테니스, 골프 등)을 자주 하면 회전근개 근육 및 건에 스트레스가 가해져 염증과 파열이 생기면서 어깨 통증을 경험할 수 있어요. 이 밖에 종아리 건인 아킬레스건의 염증과 파열로 인한 발목 통증이나, 팔꿈치에서 시작되는 손목 관절의 신전근과 굴곡근의 건염으로 테니스엘보와 골프엘보가 발병해 팔꿈치 통증도 자주 발생합니다.

❺ 건초 Tendon Sheath, 건막

얼마 전 출산을 한 최건초 씨, 임신 말기부터 오른쪽 엄지손가락 부분의 손목에 시큰한 느낌이 있었고, 수유하면서 통증이 심해졌습니다. 출산

휴가가 끝나고 직장에 복귀하면서 집안일을 하는 빈도가 줄어들자 손목 통증도 줄었습니다. 그런데 승진과 더불어 자리를 옮기게 되면서 전임자가 쓰던 키보드를 쓰다 보니 작업대 높이가 건초 씨에게는 좀 높았습니다. 손목을 과도하게 꺾은 채 장시간 문서 작업을 해야 했고, 스마트폰을 사용해야 하는 업무가 늘면서 손목 통증이 다시 심해졌습니다. 그러던 어느 날 아침, 일어났더니 통증 때문에 엄지손가락과 손목을 전혀 움직일 수 없었습니다. 드퀘르뱅 증후군(손목 건초염)을 진단받았습니다.

손목처럼 좁은 부위는 건 여러 개가 동시에 지나가야 하는데, 이때 각 건은 움직이면서 마찰하지 않도록 막(건초 또는 건막)으로 덮여있습니다. 이 막에는 활액이라는 액체가 들어 있어 근육을 움직일 때마다 건이 건초 안을 부드럽게 이동하지요. 근육이나 관절들을 잘못된 자세로 무리하게 사용하면 이러한 건초 또는 활액에 염증이 생겨 통증을 만듭니다.

건초염은 어깨, 손목, 손가락, 무릎, 발꿈치 후면에 흔히 생겨요. 가장 대표적이고 흔한 질환은 위의 사례처럼 엄지손가락 주위의 손목 통증을 호소하는 드퀘르뱅 증후군이에요. 출산 후 근골이 약해진 여성이 남성보다 약 3배 이상 발병률이 높으며, 임신 중(특히 말기)이나 수유기 여성에게 매우 흔하게 발생합니다. 최근에는 손주를 돌보는 조부모나 스마트폰 사용으로 인한 환자도 느는 추세예요. 통증이 심하지 않다고 가볍게 여기고 방치하면 건과 근육이 파열될 수 있습니다. 정기적으로 시간을 정해 손목을 쉬게 해야 하며 무엇보다 올바른 자세와 방법으로 손목을 써야 합니다.

20대 후반 조연골 씨는 평소 바닥에 쪼그리는 자세로 앉아서 일을 많이 하는데, 간혹 다리를 펴면서 일어날 때 무릎에 시큰한 통증이 느껴졌지만 '이러다 말겠지'라는 생각으로 지나쳐왔습니다. 소개팅이 있던 날, 조금이라도 더 날씬해 보이려고 운동하러 가던 중 전동 킥보드를 피하려다 오른쪽 무릎으로 넘어졌습니다. 아파할 겨를도 없이 소개팅 시간에 늦을까 봐 피트니스 센터로 향했습니다. 유산소 운동은 계단 오르기로 대체하고, 근력 운동으로는 스쿼트를 평소보다 무거운 무게로 했습니다. 신고 온 운동화는 라커룸에 넣어두고 아끼던 하이힐을 꺼내 신고는 무사히 소개팅을 마쳤습니다. 문제는 그다음 날부터였습니다. 오래 앉아 있다가 일어날 때면 무릎이 시큰하면서 '딸깍'하는 소리가 났고 뻣뻣한 느낌이 심해졌어요. 찜질도 하고 집에 있던 소염제도 복용했지만, 통증이 가시지 않아 병원에 갔습니다. 앞쪽 무릎에서 동그랗게 만져지는 무릎뼈의 연골이 말랑해져 통증을 만드는 무릎연골연화증을 진단받았습니다.

관절은 뼈와 뼈의 연결 부분으로 우리 몸에 187개가 있어요. 구조에 따라 3종류로 나눌 수 있는데요. 첫째로 윤활 관절은 관절을 이루는 양쪽 뼈의 끝이 연골로 덮여있고, 관절 전체가 관절주머니로 쌓여 있으며, 관절 안은 점성이 있는 액체(활액)로 차 있습니다. 연골과 활액은 관절의 마찰을 줄여주고 인대와 건, 근육과 함께 관절에 가해지는 충격을 흡수합니다. 무릎과 팔꿈치 등이 윤활 관절인데, 우리 몸의 관절 중 가장 자유롭게 움직일 수 있습니다.

연골 관절은 양쪽 뼈끝이 연골로 연결되어 있어 제한적인 움직임만 가능합니다. 성장판과 같은 유리 연골 관절과 추간판(디스크)이나 치골결합과 같은 섬유 연골 관절이 있습니다. 특히 섬유 연골은 섬유질과 연골이 다양한 비율로 혼합되어 있어 강하면서 유연합니다. 덕분에 충격을 흡수하고 분산해 관절의 안정성을 높여 부드럽게 움직이게 합니다.

섬유 관절은 섬유성 연결 조직으로 결합되어 있어 움직임이 거의 없습니다. 성인의 머리뼈 봉합(두개봉합)처럼 섬유조직으로 결합해 있거나, 두 뼈가 판 모양의 섬유조직으로 연결된 인대결합, 치아 뿌리와 이틀돌기의 결합인 못박이 관절(치아확관절) 등이 있습니다.

관절은 무거운 물체에 부딪히거나 과도한 힘으로 당기면 관절을 이루는 뼈가 일부 분리되는 아탈구 혹은 관절면이 완전히 분리되는 탈구가 발생할 수 있습니다. 또한 관절을 반복적으로 무리해서 사용하면 연골이 말랑말랑해지는 연골연화증이나 연골이 닳으면서 관절이 움직일 때 뼈끼리 부딪쳐 염증이 생기는 골관절염이 발병할 수 있어요. 관절 안에 물이 차서 관절이 붓거나, 관절 주변의 뼈가 손상되면서 과하게 자라나 뼈돌기(골극)를 만들면 통증이 더 심해집니다. 초기에는 약물이나 주사로 치료할 수 있지만, 말기에는 수술이 필요할 수도 있습니다.

❼ 인대 Ligament

두 달 전 새벽 윤인대 씨는 사이즈를 잘못 사서 조금 큰 듯한 러닝화를 신고 공원을 뛰던 중 오른쪽 발목을 접질렸습니다. 전날 회사 일이 늦게 끝나서 피곤했지만, 곧 있을 마라톤 대회 준비를 소홀히 할 수 없어 급한 마음에 준비운동 없이 평소보다 강도를 높여 뛰었거든요. 처음에는 '뚝' 하며 오른쪽 발목이 아팠지만, 발목을 몇 번 돌리고 스트레칭을 하니 괜찮은 것 같아 다시 뛰어서 집으로 돌아왔습니다. 낮부터는 신발이 꽉 낄 정도로 발목이 붓고 아팠는데, 약국에서 약을 사 먹으니 통증이 줄었습니다. 그 뒤로도 고르지 않은 바닥을 뛸 때면 발목이 휘청거리며 불안정해져 오른쪽 발목을 또 접질리기도 했지만, 찜질과 파스 정도로 치료하면 큰 문제는 없었습니다. 드디어 대회 당일, 인대 씨는 사람들을 앞질러 달리다가 작은 돌을 밟으면서 오른쪽 발이 돌아갔습니다. 결국 견딜 수 없는 통증으로 마라톤을 포기하고 병원을 찾았습니다. 초기 발목인대 손상(발목인대염좌)을 방치해서 발목불안정증이 찾아왔고, 대회 당일에는 발목인대(전거비인대)가 파열됐습니다.

인대는 콜라겐과 탄력성 단백질인 엘라스틴으로 구성된 섬유성 조직으로, 뼈와 뼈 사이를 강하면서도 유연하게 연결합니다. 인대는 주로 관절에 위치해 관절의 안정성을 높이는 역할을 해요. 인대가 손상되면 손상 정도에 따라 관절이 불안정해지거나, 아탈구 및 탈구가 생길 수 있습니다. 이에 따라 이차적으로 관절 연골이 손상되거나 퇴행성관절염이 초래될 수도 있지요. 우리 몸에서 가장 인대 손상이 잦은 부위는 발목입니다. 누구나 한 번쯤 발목을 접질려 본 적이 있을 텐데요. 발바닥이 안쪽으로 뒤틀리면서 발목이 꼬이면 발목의 바깥쪽 인대 부분이 늘어나거나 심하면 찢어질 수 있습니다. 초기에 적절한 치료를 받지 않고 방치하면 발목 관절이 불안정해집니다. 그러면 작은 요철을 밟거나 가벼운 운동에도 접질림을 반복하게 되고, 퇴행성관절염 발병을 앞당길 수도 있습니다. 축구나 농구, 일상생활에서 급격한 방향 전환이나 정지 동작 등으로 발바닥을 바닥에 붙인 상태에서 무릎이 돌아가면, 무릎인대인 전방십자인대 손상을 입을 수 있습니다. 그 밖에도 손가락, 팔꿈치 등 인대가 있는 부위 어디든 인대 손상이 가능하므로 작은 통증에도 주의를 기울여야 합니다.

❽ 점액낭 Bursa

취업 준비 중인 방점액낭 씨는 시험이 얼마 남지 않아 책상에 앉아서 인터넷 강의를 듣는 시간이 늘었습니다. 어느 날 왼쪽 팔꿈치가 동그랗게 붓고 통증이 생겨 제 진료실을 찾았습니다. 무리한 일을 한 적도 어디에 부딪힌 적도 없대서, 일상생활을 같이 짚어봤습니다. 점액낭 씨는 모니터를 보며 수업을 들을 때면 팔꿈치를 책상에 대고 턱을 괴는 버릇이 있었습니다. 책상에 앉아서 공부가 잘 안되면 바닥에 엎드려 책을 보기도 하고, 팔꿈치를 받쳐서 스마트폰을 사용하기도 했죠. 이런 습관이 팔꿈치 뼈 주변의 주두 점액낭을 지속해서 자극해 염증(주두 점액낭염)이 생겼던 겁니다.

점액낭은 점성을 가진 액체로 채워진 주머니로 뼈와 건, 근육 및 피부 사이에 있어 움직일 때 생기는 마찰을 줄여주고 충격을 흡수합니다. 점액낭염은 대개 반복적인 자극으로 발생해요. 움직임이 많은 어깨, 팔꿈치, 엉덩이, 무릎, 발목 관절 주변에서 흔히 생기고 통증과 부종을 만듭니다.

❾ 노화 Aging

이번에는 환자가 아니라 제 얘기입니다. 20대에서 30대가 되면서 체력이 예전 같지 않게 느껴지거나, 몸의 여기저기가 아플 때가 있었습니다. 30대면 한창이라는 말이 있듯이 괜한 기분 탓이라고 생각하며 넘겼습니다. 그런데 피트니스 대회를 준비하며 무리하게 운동하고 불편한 자세들을 많이 했더니 몸의 여기저기가 고장이 나기 시작했어요.

'노화'라고 하면 흔히 50~60대부터 시작된다고 생각하지만, 우리 몸의 관절들은 평균적으로 30대부터 서서히 늙어갑니다. 특히 관절을 이루는 조직 중에서 관절의 충격을 흡수하고 힘을 견디는 역할을 하는 연부 조직(연골, 인대, 건)은 서른을 넘으면서 급속도로 노화가 진행됩니다. 하지만 상대적으로 근육과 뼈는 늙어가는 속도가 연부 조직보다 느립니다. 튼튼한 뼈와 근육이 만드는 힘을 같은 강도의 연부 조직이 버텨줘야 하는데, 나이가 들면서 연부 조직이 더 빨리 노화되어 젊은 뼈와 근육의 등살에 찌그러지고 터지고 찢어지게 되는 거죠. 또한 20대 이후부터는 손상에 대한 회복력도 계속 떨어지므로, 작은 손상에도 정상 기능으로 돌아오기가 힘들어집니다. 그래서 관절 노화가 시작되는 30대부터 바른 자세와 생활 습관으로 관절 건강을 지켜야 합니다.

내가 하는 자세가 나쁜 자세라고요?

체크 리스트 – 신체 부위별 나쁜 자세

지금까지 내 몸의 통증을 만드는 주범을 알아봤다면 이제 내 자세와 생활 습관을 살펴볼 차례입니다. 다음은 평소에 우리가 무심코 하거나 습관처럼 반복하는 자세들입니다. 우리 몸의 관절 부위별로 나눠진 문항을 잘 읽고 내게 해당한다면 체크리스트에 표시해보세요. 내가 평소에 하는 자세와 습관이 얼마나 관절 건강을 해치며 많은 통증을 만들고 있었는지 알아볼까요?

❶ 목, 등, 허리 – 척추 관절

목, 등, 허리를 앞으로 구부리는 동작은 척추 건강에 나쁜 자세입니다. 이런 자세를 계속하면 왜 아플까요?

척수는 경추 7개, 흉추 12개, 요추 5개로 이루어져 있고, 사

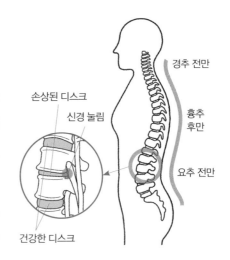

경추 전만

흉추 후만

요추 전만

손상된 디스크

신경 눌림

건강한 디스크

구분	문항	
목	① 목을 돌리면서 습관적으로 뚝뚝 소리를 낸다.	☐
	② 고개를 앞으로 빼고 컴퓨터를 사용한다.	☐
	③ 컴퓨터 화면을 눈높이 보다 낮게 둔다.	☐
	④ 고개를 숙이고 책을 읽거나 스마트폰을 사용한다.	☐
	⑤ 수화기를 목에 끼운 채 통화한다.	☐
	⑥ 고개를 아래로 숙이고 설거지한다.	☐
	⑦ 옆으로 누워 한쪽 팔로 목을 받친다.	☐
	⑧ 소파 팔걸이에 머리를 대고 눕는다.	☐
	⑨ 높은 베개를 벤다.	☐
	⑩ 대중교통을 타고 이동 시 고개를 숙이고 오랫동안 잔다.	☐
등 허리	① 등받이 없는 의자에 앉는다.	☐
	② 의자 등받이에 비스듬히 걸터앉는다.	☐
	③ 양반다리로 바닥에 앉는다.	☐
	④ 다리를 꼬고 앉는다.	☐
	⑤ 등을 구부정하게 하고 서 있거나 앉는다.	☐
	⑥ 허리를 구부려 걸레질한다.	☐
	⑦ 손빨래는 쪼그려 앉아서 한다.	☐
	⑧ 땅에 떨어진 물건은 허리를 구부려 줍는다.	☐
	⑨ 무거운 짐을 한쪽으로만 든다.	☐
	⑩ 등을 구부린 채 쉬지 않고 장시간 운전한다.	☐

0~4개 **비교적 건강** | 5~12개 **관절 주의 단계** | 13~20개 **관절 위험 단계**

이 사이에 디스크가 위치하고 있으며, 그 뒤로는 척수 신경이 지나가고 있습니다. 정상적인 경추와 요추는 C자 모양이며 '전만(척추의 배열이 앞으로 볼록하게 굽은 형태)'이라고 합니다. 그런데 '전만증'은 이런 전만이 정상보다 병적으로 증가된 상태인 과전만 상태를 말하므로 정상적인 전만 상태와는 구별해야 합니다.

목과 허리를 중립으로 잘 유지하면 디스크가 후방으로 이동하는 것을 막을 수 있지만, 똑바로 누운 채 앞으로 구부리며 일어나는 자세 등 구부리는 동작을 자주 하면 척수의 후면 사이의 공간이 넓어지기 때문에 디스크가 찢어져 쉽게 탈출하게 됩니다. 탈출한 디스크는 신경을 압박하게 되어 목과 등, 허리 통증의 원인이 됩니다.

❷ 어깨

팔을 머리 위로 반복적으로 들어 올리는 자세는 어깨 관절에 나쁜 자세입니다. 이런 자세를 계속하면 왜 아플까요?

어깨 관절은 우리 몸에서 운동 범위가 가장 넓은 부위이자 부상이 자주 발생하는 부위입니다. 가장 흔한 어깨충돌증후군은 견갑골의 일부인 견봉과 상완골 사이의 공간이 좁아지면서 뼈와 건 사이에 마찰이 생겨 염증이 발생한 상태입니다. 충돌이 지속되면 초기에는 어깨회전근의 건과 뼈 사이에 있는 점액낭에 염증이 생기고, 좀 더 지속되면 건에 염증이 발생하며, 더 심해지면 찢어집니다. 어깨충돌증후군은 과도한 운동이나 무리한 동작 등 어깨관절을 지나치게 많이 사용하면 발

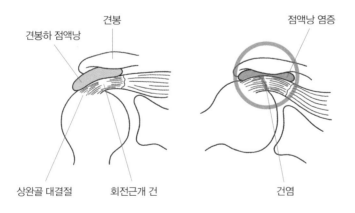

견봉하 점액낭　　견봉　　　　　　　　점액낭 염증

상완골 대결절　　회전근개 건　　　　　건염

구분	문항	
어깨	① 엎드려 책을 본다.	☐
	② 무거운 짐을 오래 든다.	☐
	③ 컴퓨터 자판과 마우스를 몸에서 너무 멀리 둔다.	☐
	④ 물건을 높은 곳으로 자주 올린다.	☐
	⑤ 빨래 걸이가 어깨높이보다 높다.	☐
	⑥ 옷을 거는 봉이 어깨높이보다 높게 설치되어 있다.	☐
	⑦ 스마트폰을 양손으로 잡고 장시간 사용한다.	☐
	⑧ 수영, 야구, 배구, 골프, 테니스 등 팔을 휘둘러야 하는 운동을 많이 한다.	☐
	⑨ 한쪽으로만 무거운 가방을 멘다.	☐
	⑩ 만세 자세로 자거나, 팔을 뻗어 베고 잔다.	☐

0~2개 **비교적 건강** | 3~6개 **관절 주의 단계** | 7~10개 **관절 위험 단계**

생하는데요. 일상생활에서는 반복적으로 팔을 어깨보다 높이 올리는 동작을 많이 하면 발생할 수 있으니 주의해야 합니다.

❸ 팔꿈치 · 손목 · 손 · 손가락

팔꿈치 관절에 지속적인 부하를 주거나 손목을 심하게 꺾어 사용하고 손가락에 과도한 힘을 주는 자세는 상지 관절 건강에 나쁜 자세입니다. 이런 자세를 계속하면 왜 아플까요?

상지 관절에 지속적인 부하 주기, 관절을 많이 구부리거나 펴는 동작하기, 강한 힘을 주어서 사용하기 등은 그 관절 주변의 점액낭이나 건 및 건을 싸고 있는 건초를 자극해 염증을 일으킬 수 있습니다. 대표적인 질환으로 팔꿈치가 책상 등의 단단한 표면에 지속해 마찰하면 팔꿈치 후방 점액낭에 염증이 생겨서 볼록한 물혹이 생길 수 있는데 이

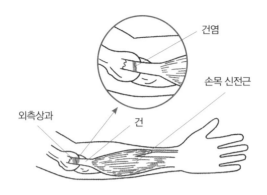

건염

손목 신전근

외측상과

건

를 주두 점액낭염이라고 해요. 또한 손목과 손가락 사용이 많아지면 이를 움직이는 근육이 붙는 지점인 팔꿈치 부분에 건염이 생기면서 테니스 혹은 골프 엘보가 발병하기도 합니다. 손목 건을 싸고 있는 손목 건초염, 손가락 건염 중 하나로 손가락을 펼 때마다 딸깍 소리가 나는 방아쇠 수지가 생길 수 있어요. 이런 동작을 방치하고 지속하면 결국 관절 자체에도 부담을 주어 퇴행성관절염 등으로 관절이 변형될 수 있습니다.

구분	문항	
팔꿈치 손목 손 손가락	① 턱을 괴고 앉는다.	☐
	② 팔꿈치로 지지하면서 스마트폰을 장시간 사용한다.	☐
	③ 컴퓨터 자판 사용 시 손목이 많이 꺾인다.	☐
	④ 일반 마우스 사용이 많다.	☐
	⑤ 손목을 꺾어서 물건을 드는 버릇이 있다.	☐
	⑥ 평소 손목과 손가락의 사용이 많다.	☐
	⑦ 물건을 쥘 때 손가락으로 꽉 쥔다.	☐
	⑧ 잘 들지 않는 칼이나 가위를 사용한다.	☐
	⑨ 손빨래를 자주 하고 비틀어 짠다.	☐
	⑩ 테니스나 골프 칠 때 손에 맞지 않은 그립을 사용한다.	☐

0~2개 **비교적 건강** | 3~6개 **관절 주의 단계** | 7~10개 **관절 위험 단계**

❹ 골반 · 고관절

골반과 고관절의 좌우 균형을 깨는 한쪽으로만 치우친 자세는 나쁜 자세입니다. 이런 자세를 계속하면 왜 아플까요?

골반은 상체와 하체를 연결하는 중요한 부위로 체중을 지지하고 방광과 장, 여성의 경우 자궁 등 생식 기관까지 보호하고 지탱하는 역할을 합니다. 고관절은 골반과 대퇴골을 연결하는 관절로 상체의 하중을 분산시켜 걸을 때는 체중의 3배, 달릴 때는 10배 정도의 하중을 견뎌낸다고 해요. 이렇게 큰 힘을 견뎌야 하므로, 좌우 균형이 깨지면 한쪽 관절에 과도한 부하가 걸려 그 관절의 손상이 가속화될 수밖에 없어요. 또한 이러한 불균형은 관절 주변의 근육 및 건, 인대가 틀어진 채 늘어나거나 짧아져 위로는 척추, 어깨로 아래로는 무릎, 발목 관절의 부담을 늘려 주변 관절을 연쇄적으로 망가트릴 수 있습니다. 대표적인

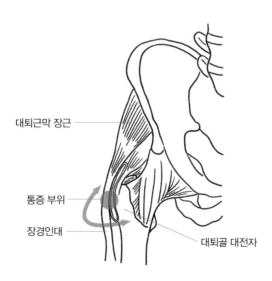

대퇴근막 장근

통증 부위

장경인대

대퇴골 대전자

구분	문항	
골반 고관절	① 굽이 높은 구두를 즐겨 신는다.	☐
	② 운전할 때 한 손만 사용하거나, 운전 중 몸을 어느 한쪽으로만 기울인다.	☐
	③ 수면 시 옆으로 누워 잔다.	☐
	④ 서 있을 때, 한쪽 다리에 힘을 준다.	☐
	⑤ 앉을 때는 항상 다리를 꼬고 앉는다.	☐
	⑥ 다리를 옆으로 뻗어 비스듬히 앉는 버릇이 있다.	☐
	⑦ 뒷주머니에 스마트폰이나 지갑을 넣고 다닌다.	☐
	⑧ 한쪽으로 가방을 멘다.	☐
	⑨ 골프나 야구, 테니스 등 반복적인 한쪽 운동을 즐겨 한다.	☐
	⑩ 아기를 한쪽 골반 위에 올려 안는다.	☐

0~2개 **비교적 건강** | 3~6개 **관절 주의 단계** | 7~10개 **관절 위험 단계**

예로는 고관절을 구부리거나 안으로 움직일 때 무릎 옆과 골반 바깥쪽을 잇는 장경인대와 대둔근의 근막이 엉덩이 바깥쪽에 돌출된 부위인 대퇴골 대전자를 통과하게 되는데, 이때 인대와 근막이 두꺼워지거나 짧아져 뼈와 근막이 스치면서 '뚝뚝' 하는 소리가 나는 발음성 고관절이 있어요. 이 밖에도 고관절 윤활낭염, 이상근 증후군, 천장관절염 등이 발생할 수 있습니다.

❺ 무릎

무릎을 과하게 굽히거나 비트는 자세는 나쁜 자세입니다. 이런 자세를 계속하면 왜 아플까요?

무릎 관절은 대퇴골(허벅지뼈, 넓적다리뼈)과 경골(종아리뼈, 정강이뼈), 슬개골(무릎뼈)과 대퇴골 이렇게 두 개의 관절로 구성돼요. 이 관절

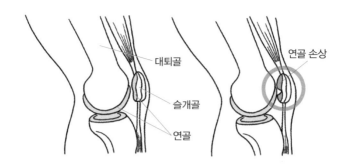

대퇴골

슬개골

연골

연골 손상

들은 체중을 싣고 무릎을 많이 구부리고 비틀면 관절에 걸리는 힘이 커지게 되어 관절의 부담이 늘면서 연골, 인대, 건, 점액낭 등에 염증이나 손상을 일으킬 수 있습니다. 특히 젊은 사람이라도 무릎을 꿇거나 쪼그려 앉는 등의 나쁜 자세를 장시간 유지하면 무릎뼈를 덮고 있는 연골이 약해져서 물러지거나 변형되는 무릎 연골연화증이 흔히 발병할 수 있어요. 이런 자세를 교정하지 않고 지속한다면 연골의 마찰이

구분	문항	
무릎	① 양반다리를 하고 앉는다.	☐
	② 무릎을 꿇고 장시간 걸레질한다.	☐
	③ 쪼그려 앉는다.	☐
	④ 좁은 책상에 앉는다.	☐
	⑤ 다리를 꼬고 앉는다.	☐
	⑥ 뛰거나 방향 전환이 많은 운동을 즐겨 한다.	☐
	⑦ 계단을 많이 오르내린다.	☐
	⑧ 체중이 많이 나간다.	☐
	⑨ 발끝은 너무 벌리거나 모은 채 걷는다. (팔자걸음, 안짱걸음)	☐
	⑩ 높은 신발을 자주 신는다.	☐

0~2개 **비교적 건강** | 3~6개 **관절 주의 단계** | 7~10개 **관절 위험 단계**

계속되어 연골에 부종이 발생하기도 합니다. 병이 진행되면 연골 표면이 갈라지고 닳게 되며 말기에는 연골이 완전히 소실되어 뒤쪽 무릎뼈가 노출되기도 해서 수술이 필요할 수도 있습니다. 이런 무릎 손상이 지속되면 퇴행성관절염을 가속화할 수 있으므로 주의해야 합니다.

❻ 발목 · 발 · 발가락

발목이나 발, 발가락에 무리가 되는 신발을 오래 착용하거나, 하지 관절에 갑자기 하중을 주거나 지속해 부담을 주는 자세는 나쁜 자세입니다. 이런 자세를 계속하면 왜 아플까요?

울퉁불퉁한 길을 걷거나 하이힐을 신다가 발목이 꺾인 경험이 있지요? 꺾이지 않더라도 이럴 때는 지속해 발목과 발에 힘을 주면서 걸어야 하므로 관절면이나 인대, 발바닥 근막에 평소보다 강한 장력이 걸리게 됩니다. 그러면 미세 손상을 일으켜 염증을 만들 수 있어요. 또한

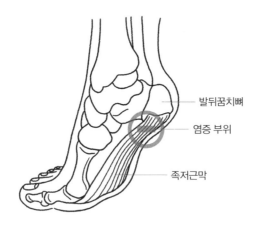

구분	문항	
발목 발 발가락	① 지면이 울퉁불퉁한 길을 자주 걷는다.	☐
	② 휴식 없이 장시간 서 있는다.	☐
	③ 준비운동을 하지 않고 달린다.	☐
	④ 딱딱한 바닥에서 점프 동작을 많이 하는 운동(배구, 에어로빅, 줌바 등) 을 한다.	☐
	⑤ 강한 힘으로 발 마사지를 받는다.	☐
	⑥ 발볼이 좁은 신발을 신는다.	☐
	⑦ 밑창이 딱딱하거나 쿠션이 없는 신발(구두, 플립플랍, 샌들, 레인부츠 등)을 장시간 착용한다.	☐
	⑧ 슬리퍼를 자주 신는다.	☐
	⑨ 하이힐을 즐겨 신는다.	☐
	⑩ 체중이 많이 나간다.	☐

0~2개 **비교적 건강** | 3~6개 **관절 주의 단계** | 7~10개 **관절 위험 단계**

밑창이 단단한 신발이나 슬리퍼를 신으면 걸을 때 발바닥을 자극하기 때문에 족저근막염이나 발바닥을 지나는 건염 및 신경염이 생길 수 있고, 발이 조이는 신발은 발가락 사이 신경종이나 점액낭염을 일으킬 수 있습니다.

바른 자세, 얼마나 해야 효과 볼까?

바른 자세는 관절을 정상 가동 범위 이상으로 비틀지 않고, 높은 하중을 주지 않으며, 반복적인 스트레스를 주지 않는 자세입니다. 좌우 양쪽 관절 중 한쪽만 무리하게 사용하지 않고 양쪽을 골고루 사용해야 합니다. 특정 부위가 아닌 전신 운동을 통해, 꾸준한 스트레칭으로 관절의 정상 가동 범위를 유지해야 하고, 근육 운동으로 근력을 길러 관절의 이상적인 움직임을 만들어야 합니다.

바른 자세를 유지하면 뼈나 관절에 자연스럽게 체중을 실을 수 있어서 몸이 받는 피로도 줄일 수 있습니다. 바른 자세가 어떤 것인지 알고 있다고 해도 오랫동안 몸에 익숙해진 자세와 습관을 교정하는 것은 생각만큼 쉽지 않습니다. 특히 무의식적으로 취하는 동작은 더더욱 교정하기 어렵습니다. 우선 생활 속에서 바른 자세를 떠올리고 의식하는 일부터 차근차근 시작해봅시다.

우리가 어떤 동작을 주 2~3회씩, 30분 이상 하면 6~8주 후 뇌와 몸의 근육이 연결되어 기능이 바뀐다고 해요. 바른 습관으로 바른 자세를 만들기 위해서는 생각보다 긴 시간이 필요합니다.

만약 손상으로 인한 통증이 생겼다면 통증이 없어진 이후에도 충분히 긴 시간 동안 바른 자세를 취해야 합니다. 보통 일주일 정도의 염증기가 지나면 통증이 거의 사라지는데, 이때 우리는 다 나았다고 생각하곤 하죠. 하지만 염증기 이후부터 손상 후 6주까지의 증식기 동안 콜라젠이 증가해서 반흔을 만들고, 이후 재형성기를 거쳐서 섬유화가 되어야 원래 조직의 80~90% 정도의 강도를 회복할 수 있습니다. 즉 우리 몸 어딘가에 통증을 경험했다면, 손상이 충분히 회복될 수 있도록 통증 발생 시점에서부터 최소 2~3개월 이상은 바른 자세를 유지해야 한다는 얘기입니다. 통증이 없다고 바로 다시 나쁜 자세를 취하면 약한 자극에도 통증이 생기고, 통증이 생기는 기간이 점점 짧아지면서 결국 퇴행성 변화로 진행될 수 있습니다.

집에서 벽을 이용해 쉽게 해볼 수 있는 바른 자세 평가와 기초 운동법입니다. 자세가 나쁘고 등이 굽은 사람들은 벽에 등을 붙이고 서는 것만으로도 힘들 수 있어요. 편안한 마음으로 하나씩 천천히 따라 해보세요.

먼저 양발을 어깨너비로 벌리고 발뒤꿈치를 벽에 붙입니다. 등을 꼿꼿이 세우고 서서 머리 뒤통수부터 견갑골과 엉덩이까지 벽에 밀착시킵니다. 배 주위를 조이고 허리를 바로 펴면서 어느 한쪽으로 기울지 않도록 합니다. 전신 거울이 있다면 거울을 보면서 시행하면 양쪽 균형을 맞추는 데 도움이 됩니다. 아침저녁 하루 두 번, 5분씩 벽에 기대어 서 있습니다. 이때 척추는 정면이나 뒤쪽에서 볼 때는 일직선이어야 하며, 측면에서 볼 때는 S자형이어야 하는데, 이 자세를 중립 자세라고 합니다. 특히 벽과 허리 사이에 손이 한 개 정도 들어가면 바른 자세입니다, 이 훈련을 통해 바른 자세가 몸에 기억되면 벽 없이 앉거나 서거나 눕더라도 바른 자세를 편하게 유지할 수 있습니다.

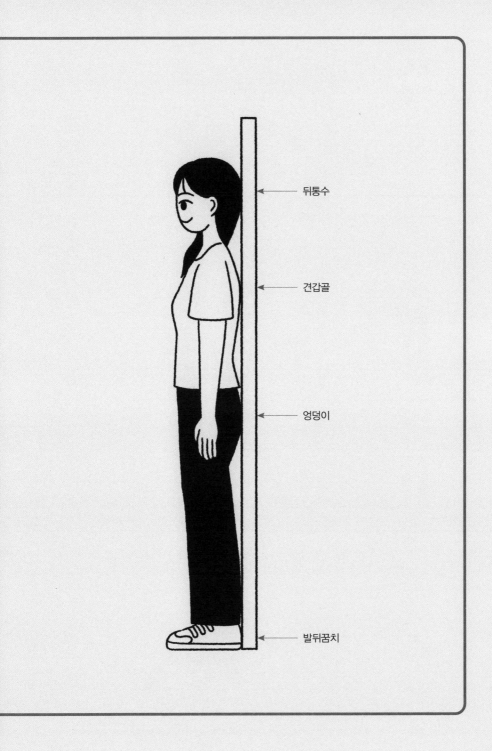

뒤통수

견갑골

엉덩이

발뒤꿈치

Part 1

매일 하는 이 자세 때문입니다

우리는 매일 아침 일어나서 출근 준비를 하고, 일을 한 뒤 집에 돌아와서 휴식을 취하다가 잠이 듭니다. 매일 반복되는 일과 중 나도 모르게 습관처럼 나쁜 자세를 취하기도 하는데요. 나쁜 자세인 줄 몰라서 계속하기도 하지만, 알면서도 못 고치는 자세도 많습니다. 지금부터 우리를 닮은 보통 씨의 일과를 함께 살펴볼까요? 나쁜 자세로 생길 수 있는 통증과 그 자세를 취하면 왜 안 되는지, 계속하면 어떤 결과를 초래할지 하나하나 짚어볼게요. 나쁜 점만 지적하면 안 되겠죠? 물론 올바른 자세도 알려드리겠습니다. 통증에 좋은 운동이나 도움이 되는 환경을 만드는 법, 간단한 도구 이용법 등은 보너스 팁입니다.

chapter 1

매일 아침 이래서 아픕니다

■

기상부터 출근 준비까지

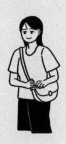

보통 씨는 아침잠이 많아 아침에 일어나는 게 여간 곤욕이 아닙니다. 스마트폰 알람을 5분 간격으로 5개나 맞춰 놓고 차례로 끄면서 마지막 알람이 울려야만 간신히 눈을 떠서 시간을 확인하곤 헐레벌떡 출근 준비를 시작합니다. 오늘도 마지막 알람을 끄며 침대에서 벌떡 일어나는데 "아이고 허리야!"라는 소리가 절로 나옵니다. 평소 허리가 좋지 않은 보통 씨는 특히 아침에 일어나서 움직일 때 허리가 더 뻣뻣하고 불편한 느낌입니다. 허리를 부여잡고 화장실로 가서 볼일을 보는데, 오늘도 변비로 꽤 고생했네요. 배에 힘을 주다 보니 허리가 더 아파집니다. 샤워할 시간은 없어 세면대에서 대충 머리를 감고 서둘러 세수와 양치를 하고는 드라이기로 머리를 말립니다. 긴 머리라 드라이기로 한참 말려야 해서 어깨가 쑤셔옵니다. 그래도 정수리 볼륨을 포기할 수는 없어 머리를 숙여 뿌리부터 말리기 시작하니 목까지 뻣뻣해집니다. 이제 제법 날씨가 쌀쌀해져 스타킹을 신어야지 하면서 급한 마음에 선 채로 한발을 끼고 당기다가 넘어졌지 뭐예요. '오늘 운수가 안 좋은가⋯⋯.' 재킷을 털어 머리 위로 멋지게 돌려 입는데 이번에는 어깨가 삐끗하면서 악 소리가 절로 납니다. 오늘은 중요한 미팅이 있어 하이힐을 신어야지 하는 생각만으로도 벌써 발바닥과 발가락, 다리까지 아픈 것 같아요. 보통 씨는 아침부터 온몸이 쑤시고 아파서 울고 싶어집니다.

#01

침대에서 몸 일으키기

통증 부위 ✖ 척추(목, 등, 허리)

BAD 똑바로 누운 자세에서 목과 등, 허리를 구부리면서 일어 나면 척추 사이에 있는 디스크가 눌리면서 손상이 생 겨 통증을 느낄 수 있다. 특히 목과 허리가 아픈 사람은 피해야 하는 자세다.

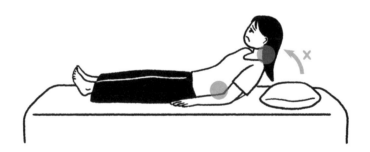

GOOD ① 침대의 가장자리 쪽에 옆으로 누워, 아래쪽 팔은 어깨높이보다 손이 살짝 아래쪽을 향하게 펴고, 위쪽 손은 배꼽과 가슴 사이의 침대를 짚는다.

② 목과 허리를 중립으로 유지한 채 복부에 힘을 주면서 위쪽 팔을 편다. 이때 아래쪽 팔은 몸통 쪽으로 당겨 팔꿈치를 90도로 접은 채로 어깨 바로 아래 두어 몸을 지지한다.

③ 양팔을 펴면서 침대를 누르는 동시에 양다리를 침대 아래로 내려 몸을 천천히 일으킨다. 빠르게 일어나면 기립성 저혈압, 빈혈 등으로 어지럼이 발생할 수 있으니 주의한다.

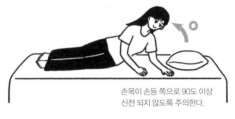

손목이 손등 쪽으로 90도 이상 신전 되지 않도록 주의한다.

④ 양발의 간격은 어깨너비로, 양발 끝은 살짝 밖으로 향한 채 발바닥을 바닥에 붙이고 허리와 목을 일직선으로 세워 앉는다.

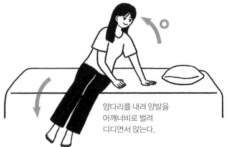

양다리를 내려 양발을 어깨너비로 벌려 디디면서 앉는다.

보너스 팁

침대에 누울 때는 침대에서 일어나기 동작을 반대로!
1) 허리를 곧게 펴고 침대의 가장자리에 앉는다.
2) 복부에 힘을 주면서 목에서부터 허리를 일직선으로 유지한 채 몸을 살짝 기울이고 상체 앞으로 양팔을 둔다.
3) 양다리를 침대로 올리고 상체를 침대 위로 천천히 내리면서 아래쪽 팔을 접어 팔꿈치를 어깨 바로 아래에 둔다.
4) 양팔을 굽히면서 몸을 천천히 침대로 내린다.

#02

침대에서 일어서기

통증 부위 ✖ 척추(목, 등, 허리), 무릎, 발목

BAD 머리를 뒤로 젖히면서 반동으로 일어나면 낙상 위험이 있다. 목과 허리를 구부리면서 앞으로 쏟아지듯이 일어 나면 디스크 질환을 만들 수 있다.

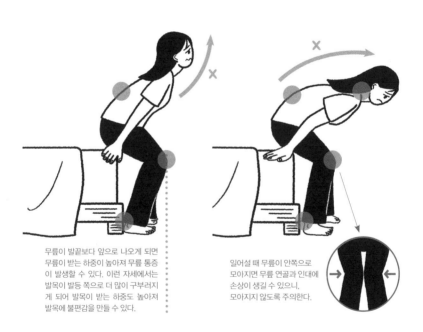

무릎이 발끝보다 앞으로 나오게 되면 무릎이 받는 하중이 높아져 무릎 통증 이 발생할 수 있다. 이런 자세에서는 발목이 발등 쪽으로 더 많이 구부러지 게 되어 발목이 받는 하중도 높아져 발목에 불편감을 만들 수 있다.

일어설 때 무릎이 안쪽으로 모아지면 무릎 연골과 인대에 손상이 생길 수 있으니, 모아지지 않도록 주의한다.

① 양발을 어깨너비로 놓고 양 발끝이 살짝 바깥을 향하도록 한다.

② 목과 허리를 일직선으로 편 상태로 고정한다.

③ 양쪽 고관절을 접어 상반신부터 앞으로 천천히 기울인다.

④ 양발의 발꿈치에 힘을 주고 둔근을 수축시켜 엉덩이 관절을 펴면서 천천히 일어난다. 이때 무릎이 발끝보다 앞으로 나가지 않게 주의하고, 무릎과 발끝의 방향이 같도록 유지한다. 하체 힘만으로 일어나기 힘들 때는 양손으로 무릎이나 침대를 가볍게 누르면 도움이 된다.

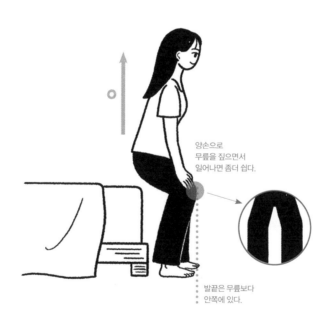

양손으로
무릎을 짚으면서
일어나면 좀더 쉽다.

발끝은 무릎보다
안쪽에 있다.

배변 보기

통증 부위 ✖ 척추(목, 등, 허리), 무릎, 발목

BAD 발판에 발을 올리고 앉으면, 무릎 높이가 고관절보다 올라가면서 골반이 뒤로 돌아가고 허리가 둥글게 말려서 허리 통증이 생길 수 있다. 무릎과 발목은 더 많이 구부러지므로 관절에 부담이 된다.

상체를 앞으로 숙여 다리에 팔꿈치를 올려 몸을 지지하면, 허리 근육을 이완시켜 일시적으로는 편안하게 느껴지지만, 디스크 손상을 초래할 수 있다. 스마트폰이나 책을 보면 고개가 앞으로 숙여지면서 목 디스크도 손상될 수 있다. 또한 나쁜 자세를 유지하는 시간을 늘려 통증 부위 손상과 정도를 악화시킨다. 배변 욕구가 없는데도 변기에 오래 앉아 있는 습관까지 만들어 장과 항문이 둔감해지면 변비마저 생길 수 있다.

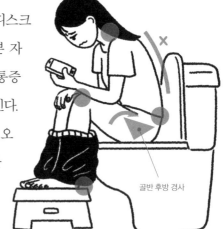

골반 후방 경사

50

GOOD 좌변기에 앉아 양발을 바닥에 붙였을 때, 무릎의 중심이 고관절 중심보다 약간 아래에 있어야 목과 허리의 중립 자세를 유지하기 좋다. 좌변기가 내 몸에 비해 낮으면 변기 방석이나 시트로 높이면 된다. 팔걸이, 보조 손잡이, 안전 바 등을 설치하면 팔로 지지해서 좀 더 편하게 허리를 펴고 앉을 수 있다. 이런 장치는 스마트폰을 사용하거나 책을 볼 때 눈높이에 맞추는 데도 도움이 되는데 이때 역시 목이 구부러지지 않도록 잘 유지해야 한다. 또 하체 힘이 부족한 노약자의 경우, 천천히 앉고 서는 데도 도움이 되고, 야간 배변 시 낙상 위험도 막을 수 있다.

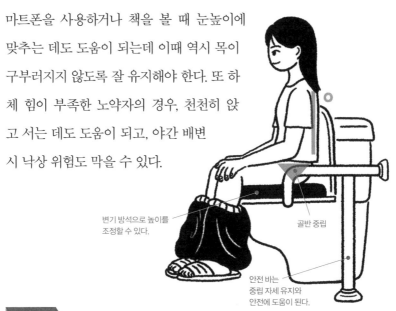

변기 방석으로 높이를 조정할 수 있다.

골반 중립

안전 바는 중립 자세 유지와 안전에 도움이 된다.

보너스 팁 ∿∿∿

① 휴게소 화장실 어디가 좋을까?
통증 예방을 위해서는 쪼그리고 앉는 재래식 변기보다 좌변기가 좋다. 쪼그려 앉는 자세는 내부 장기와 근육을 이완시켜 쾌변에 도움을 줄 수는 있지만, 내 몸무게를 온전히 무릎과 발목으로 지지해야 한다. 또 고관절 및 무릎과 발목 관절을 과도하게 굽혀야 하므로 그 부위에 무리가 간다. 허리와 등이 구부러지기 때문에 디스크 손상도 생길 수 있다.

② 변비는 허리 통증을 악화시킨다!
변을 보기 위해서 힘을 주는 자세는 허리를 구부리게 하고 복압을 높여 디스크 손상을 만들 수 있으므로 허리 통증이 심하다면 식이 조절, 운동, 약물 치료 등으로 변비부터 고쳐야 한다.

③ 뒤처리는 양쪽을 번갈아!
우리는 뒤처리할 때 늘 한쪽으로 비틀어 허리에 부담을 준다. 비데를 사용하는 게 가장 좋지만, 그럴 수 없다면 양손을 번갈아 사용해서 뒤처리해보자.

#04

세면대 사용하기

통증 부위 ✖ 척추(목, 등, 허리)

BAD 세면대에서 양치질이나 세수, 머리 감기 등을 할 때 머리와 허리를 앞으로 숙이면 통증이 생길 수 있다.

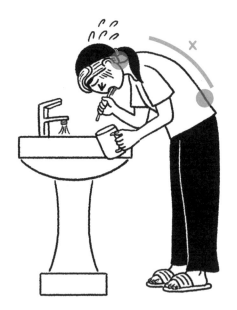

세면대를 사용할 때는 목과 허리의 중립을 유지한 채 고관절을 접어 상체를 숙인다. 상체를 더 낮추려면 허리를 굽히지 말고 무릎을 더 굽히거나 다리 사이 간격을 벌린다. 높이에 맞도록 스쿼트 자세를 취한다고 생각하면 된다.

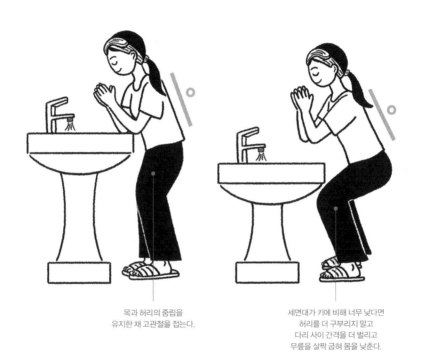

목과 허리의 중립을
유지한 채 고관절을 접는다.

세면대가 키에 비해 너무 낮다면
허리를 더 구부리지 말고
다리 사이 간격을 더 벌리고
무릎을 살짝 굽혀 몸을 낮춘다.

05

샤워하며 머리 감기

통증 부위 ✖ 척추(목, 등, 허리), 어깨, 팔꿈치, 손목·손·손가락

BAD 머리를 감을 때 고개를 숙이면 척추 통증이 발생할 수 있다.

샤워기를 머리 위로 들어 사용하면 팔을 어깨 위로 올리는 동작을 취하게 되어 어깨충돌증후군을 만들 수 있다. 또한 샤워기를 강하게 잡거나 관절을 꺾어서 장시간 잡고 조정하면 손가락이나 손목, 팔꿈치에 무리를 줄 수 있다.

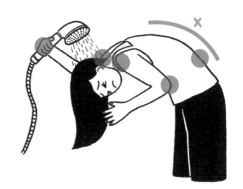

GOOD 똑바로 선 채 걸이에 샤워기를 걸어 사용하거나, 벽이나 천장에 부착된 샤워기로 고개를 들어 머리를 감는다. 평소 허리 통증이 심하다면 세수도 서서 샤워하면서 같이 하는 게 좋다.

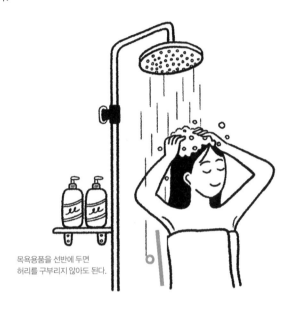

목욕용품을 선반에 두면 허리를 구부리지 않아도 된다.

보너스 팁

① 샴푸, 비누 등 목욕용품은 선반에!
목욕용품을 바닥에 두면 사용할 때마다 허리를 구부려야 하므로 디스크 질환의 위험이 있다.

② 구부러지는 솔을 이용해보자!
어깨 통증이 심해서 팔을 들기 힘들 때는 구부러지는 솔이 도움이 된다.

③ 미끄럼방지 매트나 스티커
욕실에서 미끄러지면 머리를 부딪쳐 뇌 손상이 발생할 수 있고, 목이나 허리가 심하게 꺾이면 척수 손상이 생겨 다리 마비가 발생할 수 있다. 또한 골절, 관절 손상, 인대 염좌 등 다양한 부상이 생길 수 있다. 심지어 미끄러질 때 넘어지지 않으려고 버티는 동작에서도 손상이 발생할 수 있으므로 미끄럼 방지 제품을 사용해보자.

머리 말리기

통증 부위 ✖ **척추(목, 등, 허리), 어깨, 팔꿈치, 손목·손·손가락**

BAD 팔을 머리 위로 들어 올리는 자세로 머리를 수건으로 털어 말리거나 드라이기를 사용하면 어깨 통증이 생길 수 있다.

고개를 숙여서 머리를 말리게 되면 목이나 허리에 좋지 않다. 수건이나 드라이기를 떨어트리지 않으려고 강하게 쥐면 손가락 관절염 발생 위험이 있고, 무리하게 흔들면 손목과 팔꿈치 통증도 발생할 수 있다.

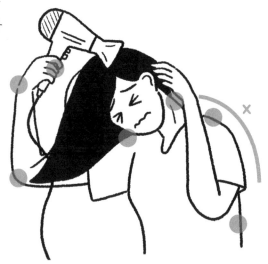

GOOD 바르게 선 자세에서, 수건이나 드라이기를 든 팔이 어깨 선을 넘지 않는 범위 내에서 사용한다. 손목은 무리하게 꺾지 않고 가볍게 편 상태를 유지하면서 어깨와 팔꿈치 관절을 이용하여 수건과 드라이기를 가볍게 들고 머리를 말린다.

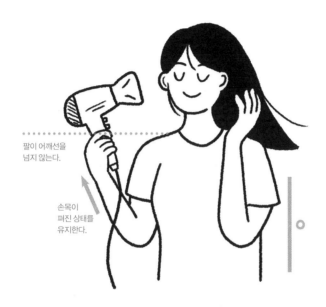

팔이 어깨선을
넘지 않는다.

손목이
펴진 상태를
유지한다.

보너스 팁 〰〰〰〰〰〰〰〰〰〰〰〰〰〰〰〰〰〰〰〰〰〰〰〰〰〰〰〰〰〰

핸즈프리 거치대로 드라이기를 고정해서 사용하면 드라이기를 머리 위로 들거나 흔드는 동작을 하지 않아도 돼서 어깨, 팔꿈치, 손목 통증 예방에 도움이 된다. 선풍기를 선반에 올려서 사용해도 같은 효과를 볼 수 있다.

#07

양말이나 스타킹 신기

통증 부위 ✖ 척추(목, 등, 허리), 골반·고관절, 무릎, 발목·발

BAD 바닥이나 의자에서 웅크리고 무릎을 가슴에 붙인 채 양말(스타킹)을 신으면 허

리와 목이 구부러지면서 척추 통증이 생 긴다. 고관절과 무릎을 무리하게 접게 되어 고관절 및 무릎 통증이나 골반이 틀어져서 골반 불균형을 만들 수 있다.

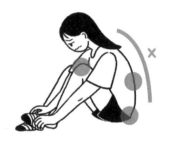

서서 한쪽 다리를 들어 가슴 쪽에 붙여서 양말이나 스타킹을 신는 자세는 근력 저하로 균형 감각이 감소한 노약자의 경우 낙상 위험이 있으므로 피해야 한다. 게다가 스타킹이 풀어져 있는 채로 발을 넣기 시작하면 스타킹을 당겨 올리기 위해 허리를 여러 번 구부렸다 펴야 해서 허리에 무리를 줄 수 있고, 그 과정에서 균형을 잃고 넘어지기 쉽다.

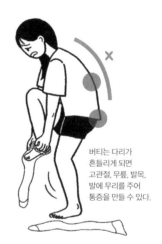

버티는 다리가 흔들리게 되면 고관절, 무릎, 발목, 발에 무리를 주어 통증을 만들 수 있다.

① 등받이 있는 의자에 허리 중립을 유지하고 앉는다.

② 한쪽 발목을 반대쪽 무릎 위에 올린다.

③ 양말(혹은 스타킹)을 입구부터 발끝까지 말아서 쥔다.

④ 양말(혹은 스타킹)의 발끝 부분에 발가락이 바로 닿게 넣고 다리 자세를 유지한 채 당겨 올린다.

팬티스타킹을 신을 때는 다리 자세를 유지한 채 고관절 근처까지 최대한 한쪽을 올리고 자세를 반대로 바꿔 반대쪽도 같은 방법으로 올린 뒤, 서서 허리 중립을 유지한 채 엉덩이까지 당겨 입는다.

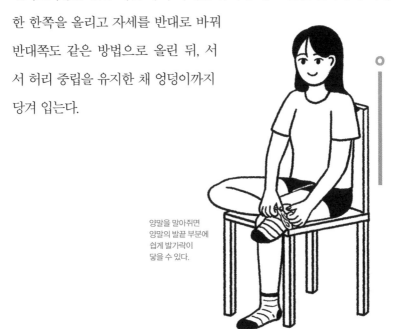

양말을 말아쥐면 양말의 발끝 부분에 쉽게 발가락이 닿을 수 있다.

보너스 팁

① 양말을 먼저, 바지를 나중에 입자!
바지를 입은 채로 양말을 신으려면 바지가 고관절 굴곡을 방해해 허리를 더 구부려야 하므로 허리 통증이 생기기 쉽다.

② 양말 신기 보조기 활용!
허리 통증이 심하거나, 임신이나 수술 등으로 움직임에 제한이 있거나 균형 감각이 떨어진 노약자의 경우 보조기를 이용하면 양말이나 스타킹을 좀 더 편하게 신을 수 있다.

#08

바지 입기

통증 부위 ✖ 척추(목, 등, 허리), 골반·고관절, 무릎, 발목·발

BAD 바닥에 앉아서 허리를 구부린 채로 바지를 입으면 허리 통증이 생길 수 있다. 선 채로 가랑이에 다리를 끼우다 보면 노약자는 중심을 못 잡고 몸이 흔들리면서 버티는 다리의 관절에 부담을 주어 넘어질 수 있어 위험하다. 특히 통이 좁은 바지에 다리를 바로 넣게 되면 좁은 발목 부분 때문에 목과 허리 및 고관절, 무릎, 발목 등을 더욱 과하게 구부리게 된다. 잘 안 들어가면 구부리는 시간도 늘어나므로 허리 통증이 있는 사람은 피해야 할 자세다. 또한 스타킹 신을 때와 마찬가지로 당겨 올리려고 허리를 여러 번 구부렸다 펴면 허리 통증이 심해질 수 있다.

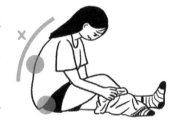

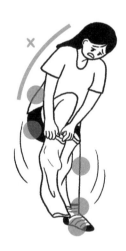

GOOD ① 등받이 있는 의자에 허리 중립을 유지하고 앉는다.

② 한쪽 발목을 반대쪽 무릎 위에 올린다.

③ 바지를 허리부터 발끝까지 말아서 쥔다.

④ 허리 중립을 유지한 채 무릎 위로 올라온 다리를 말아쥔 바지에 넣고 바지를 올린다.

다리 자세를 반대로 바꿔 반대쪽도 같은 방법으로 입은 뒤, 서서 허리 중립을 유지한 채 바지를 엉덩이까지 당겨 입는다.

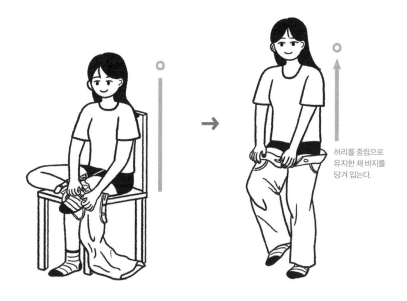

허리를 중립으로 유지한 채 바지를 당겨 입는다.

보너스 팁 ◇◇◇

① 허리가 아프다면 과감하게 스키니 진은 버리자!
의자나 바닥에 앉을 때 신축성이 없고 꽉 끼는 스키니 진은 하복부를 강하게 누른다. 이때 허리가 구부러지면서 중립을 유지하기 어려워져 허리 통증을 더욱 심하게 만들 수 있다.
② 바지 입을 때 집게를 사용해보자!
고관절이 불편하거나 유연성이 부족한 사람은 집게를 활용해보자. 의자에 허리 중립을 유지한 채 앉아서 집게로 바지를 잡아 한 쪽씩 다리를 넣은 후, 서서 바지를 완전히 올려 입는다.

#09

웃옷 입기

통증 부위 ✖ 어깨

BAD **티셔츠:** 티셔츠에 머리를 먼저 넣은 다음 양팔을 넣다 보면(특히 셔츠가 타이트하거나 신축성이 적은 경우) 어깨나 팔을 무리하게 접어서 넣어야 하므로 불편감이 생길 수 있다.

셔츠 혹은 재킷: 머리 위로 팔을 돌려서 셔츠를 입으면 머리 위로 들어 올린 팔과 어깨가 충돌해서 어깨 통증이 생길 수 있다.

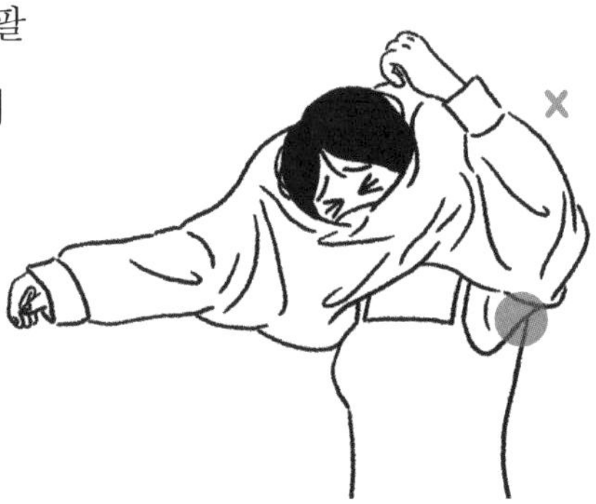

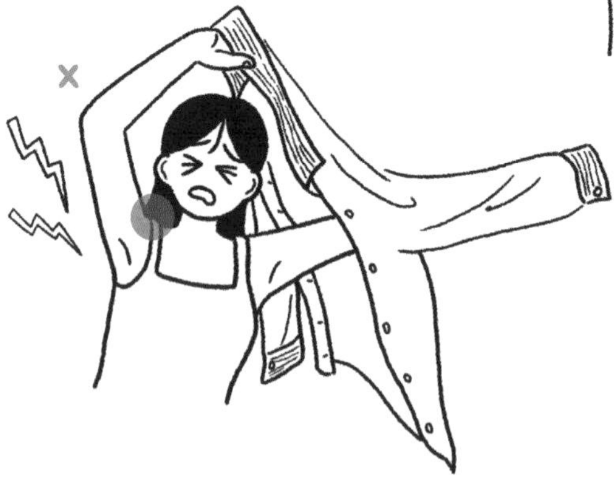

티셔츠: 양쪽 팔을 끼운 다음 머리를 넣어 입는다. 머리를 넣을 때 목을 너무 구부리지 않도록 주의한다.

셔츠 혹은 재킷: 한 쪽씩 팔을 넣어 입는다. 특히 아프거나 불편한 팔이 있다면 그 쪽을 먼저 넣는다.

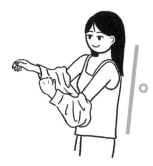

머리를 넣을 때
목을 구부리지 않도록
주의한다.

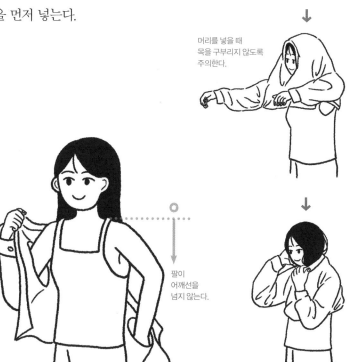

팔이
어깨선을
넘지 않는다.

#10

신발 신기

통증 부위 ✖ 척추(목, 등, 허리), 골반·고관절, 무릎, 발목

BAD 선 채로 허리를 구부리거나, 의자에서 웅크리고 앉거나, 바닥에 쪼그리고 앉아서 신발 끈을 묶으면 허리 및 고관절, 무릎, 발목에 통증이 생길 수 있다.

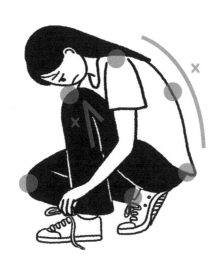

GOOD 바른 자세로 앉아서 신발을 들어 올려 먼저 끈부터 묶은 후 바닥에 내려 긴 구둣주걱으로 신발을 신는다. 끈을 고쳐 매야 할 때는 높은 곳에 발을 올려놓고 허리를 편 채로 한다. 긴 구둣주걱이 없을 때는 양말을 신을 때(59쪽 참고)처럼 허리를 중립으로 두고 앉아서 한쪽 다리를 접어 무릎 위에 두고 신발을 신은 후 끈을 조인다.

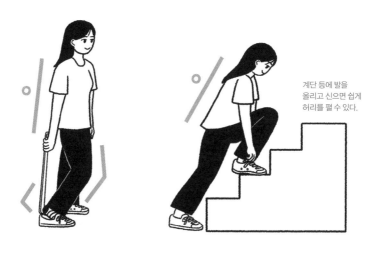

계단 등에 발을 올리고 신으면 쉽게 허리를 펼 수 있다.

보너스 팁

① 어떤 신발을 신어야 할까?
걸을 때 발바닥의 움직임에 맞춰 부드럽게 구부러지는 얇은 밑창과 발가락이 움직일 여유가 있는 발볼 크기의 가벼운 신발이 좋다.

② 하이힐 주머니를 챙기자!
하이힐을 신으면 골반이 앞쪽으로 기울면서 엉덩이가 뒤로 빠져 허리에 부담이 가고, 걸을 때 발바닥에서 받는 충격이 제대로 흡수되지 않아 무릎과 발목 통증이 생길 수 있다. 또한 발 앞쪽으로 발의 압력이 몰려 신경이 부어(신경종) 발바닥 통증을 만들 수 있다. 앞부분이 뾰족한 신발은 발의 모양이 변형(무지외반증)될 수 있다. 직업 또는 상황에 따라 하이힐을 꼭 신어야 한다면, 편한 신발도 챙겨서 하이힐은 필요한 시간에만 잠깐 신는다.

③ 찍찍이를 활용하자!
허리 통증이 심하거나 손이 불편해서 신발 끈을 묶기 어렵다면 찍찍이 신발을 신거나, 찍찍이로 된 보조기를 신발에 부착해서 사용해보자.

#11

배낭 메기

통증 부위 ✖ **척추(목, 등, 허리), 어깨**

BAD 배낭의 어깨끈이 너무 길면 무게중심이 뒤로 쏠려 배는 앞으로, 가슴은 뒤로, 목은 앞으로 향하는 자세가 된다. 이 자세가 지속되면 거북목증후군을 유발할 수 있다. 또 끈이 길면 걸을 때마다 가방이 흔들려 어깨에 무리를 줄 수 있고, 상체를 더 숙이게 만들어 허리 통증이 생길 수 있다. 양쪽 끈의 길이가 다르면 어깨 한쪽에 계속 부담을 주어 어깨높이가 비대칭이 될 수 있다.

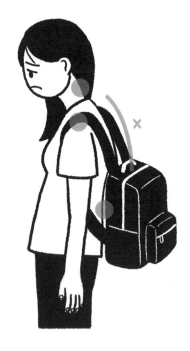

GOOD 등을 약간 숙였을 때 배낭의 무게중심이 브래지어 라인 (흉추 7~9번)과 허리띠(요추 4~5번) 사이에 놓이도록 끈을 짧게 조절해서 높게 멘다. 배낭이 몸과 한 몸처럼 움직일 수 있도록 몸에 최대한 붙어야 좋다. 양쪽 끈 길이가 같은지 반드시 확인한다.

짧게 메면 배낭이 늘어져 흔들리는 것을 방지하고 무게중심 이동과 균형감을 좋게 해서 척추와 어깨를 보호할 수 있다. 특히 무거운 가방을 장시간 메고 이동해야 하거나 일을 해야 한다면, 반드시 끈을 짧게 해서 메야 한다.

끈 폭이 넓고 패드가 들어 있는 것이 좋고, 가방 밑바닥에 깔개가 있다면 무게의 균형을 맞추는 데 도움이 된다.

배낭이 무거울 때는 가슴 및 허리띠를 매면 흔들리지 않아서 좋다.

보너스 팁

① 어떤 가방이 좋을까?
양쪽 어깨를 모두 사용하여 메는 배낭이 가장 좋다. 한쪽 어깨만 사용하는 가방 중에는 교차해서 메는 크로스백이 가방 무게를 분산해 어깨의 부담을 줄여주므로 숄더백보다 낫다.

② 가방의 적정 무게는?
내 몸무게의 10~15%를 넘기지 말아야 한다.

③ 평소에도 캐리어를!
무거운 짐을 오랜 시간 들고 다녀야 한다면 복부에 힘을 주어 허리 중립을 유지한 채 끌 수 있는 캐리어가 좋다.

12

옆으로 가방 메기

통증 부위 ✖ **척추(목, 등, 허리), 어깨**

BAD **크로스백:** 가방끈을 길게 늘어트려 한쪽 어깨로만 메면 어깨 관절에 무리를 주고, 척추 불균형을 만들 수 있다.

숄더백: 팔꿈치에 걸어서 들거나, 한 손으로 쥐고 팔 힘으로만 들면 가방이 몸에서 멀리 떨어지게 돼서 움직일 때 고정되지 않아 몸의 중심마저 흔들리게 된다. 가방 무게로 몸의 중심이 같이 흔들리면 관절에 부담이 커진다.

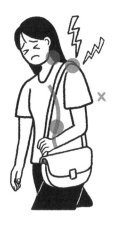
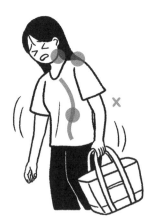

GOOD **크로스백:** 끈을 최대한 짧게 해서 한쪽 어깨에서 다른 쪽 허리로 몸을 가로지르도록 멘다. 이러면 가방이 몸과 좀 더 가까이 위치하게 된다. 가방의 무게가 좌우로 분산되기 때문에 척추에 미치는 부담을 최소화할 수 있고 두 손이 자유로워진다.

숄더백: 어깨에 메고 팔을 이용해서 가방을 겨드랑이에 붙인다. 가방 끈의 길이는 손을 옆구리 높이에 걸쳐 가방끈을 잡고 고정할 수 있는 정도가 좋다.

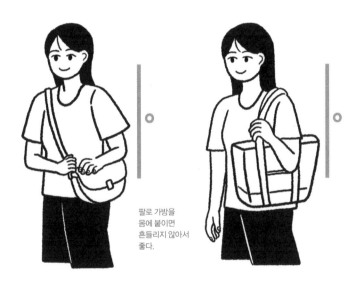

팔로 가방을
몸에 붙이면
흔들리지 않아서
좋다.

보너스 팁

① 좌우 교대로 메자!
한쪽으로 메는 가방은 20~30분마다 번갈아 멘다.
② 짐이 많으면 나누어 들자!
한쪽 어깨에만 큰 부하를 주기보다는 에코백을 준비해서 짐을 나누어 담은 후 양쪽 어깨에 각각 메면 어깨와 허리의 스트레스를 줄일 수 있다.

chapter 2

이동할 때 이래서 아픕니다

■

출퇴근 및 외출 시

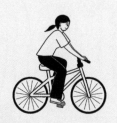

보통 씨는 출근할 때 주로 지하철을 이용합니다. 집에서 지하철역까지 거리는 그다지 멀지 않아서 걸어서 이동하는데요. 그 짧은 시간에도 스마트폰으로 이것저것 찾아보느라 고개를 숙이고 가다 보니 목이 뻣뻣하고 팔이 저립니다. 오늘따라 간발의 차로 지하철을 놓쳐서 좀 기다려야겠습니다. '아침부터 운수가 안 좋은데?'라고 생각하면서 벽에 한쪽 어깨를 기대고 비스듬히 서 있자니 이번에는 허리가 저릿하네요. 드디어 지하철을 타고 출발합니다. 한참만에 온 지하철은 발 디딜 틈도 없네요. 잡을 손잡이도 없어서 팔을 머리 위로 뻗어 높은 봉을 잡았더니 어깨가 시큰합니다. 지하철역에서 회사까지는 제법 거리가 있어서 지각하지 않으려면 공용 자전거를 타야겠습니다. 그런데 딱 한 대 남은 자전거의 안장 높낮이 조절 장치가 고장 났네요. 어쩔 수 없이 그냥 탔더니 안장이 너무 낮아서 페달을 밟을 때마다 무릎이 아파집니다.

간신히 지각은 면한 보통 씨, 이제 겨우 9시인데 팔다리, 허리, 어깨, 목까지 안 아픈 곳이 없어 집에 가고 싶어집니다. 하지만 오늘은 무슨 날을 잡았는지 밤늦게까지 야근입니다. 너무 늦게 끝나기도 했고, 아까 고장 난 자전거를 타느라 무릎도 아프고, 집에 가지고 가서 봐야 할 서류도 무거워서 택시를 불렀습니다. 급한 마음에 머리부터 들이밀며 택시에 탔더니 허리를 삐끗하고 말았어요. 드디어 집에 도착, 묵직한 서류 가방을 들고 내리자니 다시 한번 허리에서 곡소리가 납니다.

13

걷기

통증 부위 ✖ 척추(목, 등, 허리), 골반·고관절, 무릎, 발목·발·발가락

BAD 고개를 숙여 아래를 보면서 걷거나, 걸으면서 스마트폰을 사용하면 목 디스크에 손상을 만들 수 있다. 배를 내밀거나 등과 허리를 구부정하게 걸으면 허리 통증이 생길 수 있다.

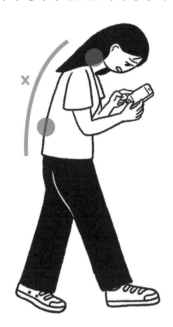

① 가슴을 살짝 들어 올리고, 등 뒤 양쪽 견갑골을 최대한 붙여서 가슴을 활짝 열고, 목과 허리를 세운다.

② 내딛는 발이 착지할 때 무릎을 쭉 편다. 이때 무릎이 안팎으로 벌어지지 않게 한다.

③ 발꿈치부터 착지하고 발바닥 전체로 지면을 힘껏 디딘다.

④ 발은 두 번째 발가락을 진행 방향으로 놓아 11자가 되게 걷는다.

⑤ 마지막에 엄지발가락이 떨어지도록 지면을 찬다.

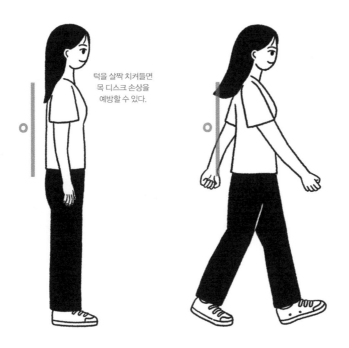

턱을 살짝 치켜들면
목 디스크 손상을
예방할 수 있다.

1. 오다리 만드는 팔자걸음

발끝이 기준선에서 15도 이상 벌어진 채 걷는 팔자걸음은 좋지 않다. 지속하면 무릎이 바깥쪽으로 향하는 오다리 변형이 올 수 있다. 오다리는 정상보다 하체의 무게중심이 무릎의 안쪽으로 쏠리게 돼서 안쪽 무릎 연골을 손상시키므로, 젊은 나이에도 퇴행성 관절염이 발병할 수 있다. 또한 골반이 바깥쪽으로 벌어져 있으므로 배를 내밀고 허리를 뒤로 젖힌 자세가 되어 척추의 후관절에 부담을 주어 척추관협착증을 만들 수 있다.

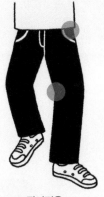

팔자걸음

2. 엑스다리 만드는 안짱걸음

발끝을 15도 이상 모으고 걷는 안짱걸음 역시 좋지 않다. 무릎이 안쪽으로 향하는 엑스다리로 변형될 수 있다. 무게중심이 정상보다 무릎 바깥쪽으로 쏠려, 무릎의 바깥쪽과 발목의 안쪽에 부하가 커지면서 관절염 발병률을 높인다. 무게중심이 앞쪽으로 쏠리게 되므로 목에도 부담을 줄 수 있다.

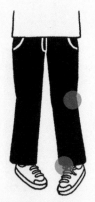

안짱걸음

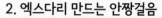

74

3. 관절에 나쁜 걸음들

11자를 넘어 일자 걸음 또는 X자 걸음으로 걷는 모델 워킹 또한 장기적으로 관절에 무리가 된다. 발을 끌며 걷는 것, 터벅터벅 걷는 것, 뒤뚱뒤뚱 걷는 것 또한 관절에 무리를 준다.

4. 우리 애가 오다리, 엑스다리라고?

아이들은 성장하면서 다리 모양이 바뀐다. 우선 신생아의 경우 자궁 속에서 웅크린 자세로 있었기 때문에 오다리 형태를 보이며, 이후 점차 교정되면서 1~2세 때는 직선 배열로 변한다. 2~3세 때는 반대로 엑스다리 모양을 보이다가 4세 이후 다시 직선 배열이 되고, 6~7세가 되면서 서서히 성인과 같은 약간의 오다리 모양이 된다. 이처럼 소아에게서 나타나는 다리 정렬의 변화는 정상적인 성장 과정 중 하나로, 나이에 맞게 나타난다면 크게 걱정하지 않아도 된다.

5. 바쁠수록 뛰지 말고 보폭을 넓게!

뛰게 되면 걸을 때보다 무릎에 하중이 더 가해질 수 있으니 보폭을 넓게 걷자. 평소보다 보폭을 크게 해서 걸으면 복근에 힘이 들어가고 둔근의 사용을 늘려 근육 자극을 늘린다. 이렇게 걸으면 일자 복근과 힙업 효과를 동시에 얻을 수 있다.

6. 꽉 끼는 치마나 바지는 No!

스키니 진이나 H라인 치마는 보기에는 예쁠 수 있어도 걷기에는 다리의 움직임을 방해해 고관절 및 무릎 관절에 무리를 줄 수 있다. 또한 배나 다리가 조이는 옷은 등을 펴고 앉을 때 배나 다리를 눌러 요추전만을 유지하기 어렵게 만든다. 정 입고 싶으면 신축성 있는 제품을 선택하자.

1. 나는 오다리일까, 엑스다리일까?

가장 이상적인 구조는 고관절에서부터 발목의 중심까지 일직선으로 연결할 때, 연결한 중심선이 무릎의 중심 또는 약간의 안쪽을 지나는 것이다. 우리가 정면을 바라보면서 다리를 붙이고 편하게 섰을 때, 중심선을 기준으로 무릎이 중심보다 바깥쪽에 위치한다면 오다리(내반슬), 안쪽에 위치한다면 엑스다리(외반슬)라고 할 수 있다.

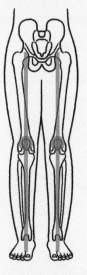
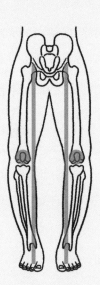
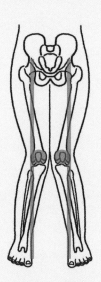

정상적인 모습   오다리(내반슬)   엑스다리(외반슬)

2. 나는 팔자걸음일까, 안짱걸음일까?

① 보행 시 발끝을 확인해요!

발의 중심축은 발뒤꿈치의 가운데에서 두 번째 발가락을 가로지르는 선으로 즉 걸음을 평가할 때 발끝의 기준은 두 번째 발가락이다. 내가 편안하게 걸을 때 두 번째 발가락이 향하는 방향을 확인해보자. 두 번째 발가락이 보행 방향 대비 15도 이상 벌어지면 팔자걸음, 15도 이상 모이면 안짱걸음이다.

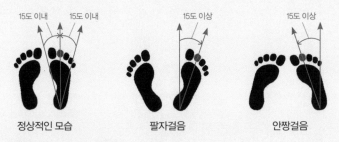

정상적인 모습   팔자걸음   안짱걸음

② 다리 정렬을 확인해요!

오다리는 팔자걸음, 엑스다리는 안짱걸음일 가능성이 높다.

③ 신발을 확인해요!

신발의 바깥쪽이 마모되면 팔자걸음, 신발의 안쪽이 마모되면 안짱걸음일 수 있다.

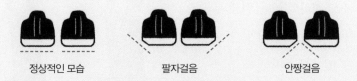

정상적인 모습   팔자걸음   안짱걸음

#14

서서 대중교통 기다리기

통증 부위 ✖ 척추(목, 등, 허리), 골반·고관절, 무릎, 발목·발·발가락

BAD 목과 허리를 굽히고 골반을 뒤로 돌리는 골반 후방 경사로 서는 구부정한 자세는 허리와 목 통증은 물론 골반을 비롯한 골격의 뒤틀림이 생기기 쉽게 만든다.

허리와 배를 내밀고 상체를 젖힌 후 골반을 앞으로 돌리는 골반 전방 경사로 서는 자세는 상체의 무게가 허리 앞으로 떨어져 척추 주변의 근육이 심하게 수축하게 된다. 이는 디스크를 심하게 압박해서 손상시킨다.

한쪽 다리에 체중을 실어 서 있는 자세인 짝다리, 혹은 발을 교차시키거나 벽에 기대는 것도 허리와 골반, 하체 부정렬을 만들고 손상을 일으킬 수 있어서 좋지 않다.

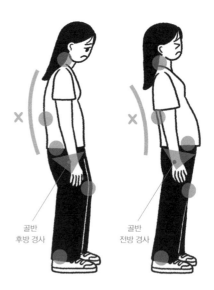

골반
후방 경사

골반
전방 경사

양발은 살짝 벌리고, 골반은 중립으로 유지한 채 가슴을 위로 들어 올려 양쪽 견갑골을 최대한 붙여 선다. 이 자세는 상체와 팔의 무게를 허리 뒤쪽으로 떨어지게 해서 허리 근육이 힘을 쓰지 않아 자연스럽게 요추전만을 유지할 수 있게 된다. 이러면 디스크 압력을 최소화할 수 있다. 이때 턱은 약간 치켜들어 목 디스크 손상도 예방한다.

허리가 무너지면 목도 무너지므로 서 있을 때 가능한 한 허리를 꼿꼿이 유지하려고 애쓴다.

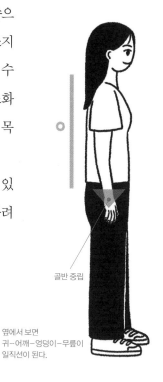

골반 중립

옆에서 보면
귀-어깨-엉덩이-무릎이
일직선이 된다.

① 목을 구부려 장시간 스마트폰을 보지 않는다!
선 채로 스마트폰을 볼 때는 목이 구부러지지 않는 높이까지 팔을 들어서 본다. 팔이 불편하면 스마트폰 거치대 등을 사용한다. 중간중간 목을 뒤로 젖혀 디스크에 걸리는 압력을 빼 준다.
② 무거운 짐은 내려놓고 기다리자!
특히 한쪽으로 들고 있어야 하는 짐이나 가방은 바닥에 내려놓고 기다려야 양측 불균형을 막을 수 있다. 중요한 물품은 배낭을 이용하거나, 다른 짐과 분리해서 몸에 지니고 나머지 짐을 내려놓는다.

#15

대중교통에서 서 있기

통증 부위 ✖ 척추(목, 등, 허리), 어깨, 팔꿈치, 손목·손가락, 골반, 무릎, 발목·발

BAD 서서 대중교통을 기다릴 때와 마찬가지로, 짝다리 혹은 문에 비스듬히 기대어 서지 않는다.

손잡이를 잡았을 때 팔꿈치가 어깨선을 넘으면 어깨 손상을 만들 수 있으므로 피한다. 양쪽 어깨에 긴장을 주어 팔과 어깨로 몸의 흔들림을 버티지 않는다. 손잡이와 몸이 멀수록 고개와 몸이 구부러지기 쉬워 목과 허리 통증이 생길 수 있다.

손잡이를 잡을 때 손을 꼭 쥐어서 잡게 되면 손가락 관절염이 생길 수 있다. 또한 손잡이를 잡은 손목을 심하게 꺾거나 비틀면 손목 통증을 만들 수 있다.

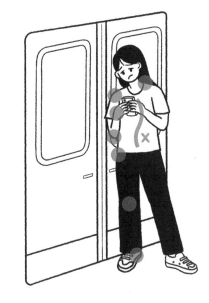

GOOD 앞에서 연습한 바르게 선 자세(79쪽 참고)로 선다. 몸의 긴장을 빼고, 등을 쭉 편 바른 자세로 발을 어깨너비로 벌리고 무릎을 살짝 굽혀 흔들림에 몸을 맡긴다.

손잡이를 잡을 때는 각자의 키에 맞는 손잡이를 선택해야 하며, 최대한 봉과 몸을 가까이해서 목과 허리가 앞으로 쏠리지 않게 한다. 손잡이가 높다면 세로 봉 또는 의자 손잡이를 잡는다.

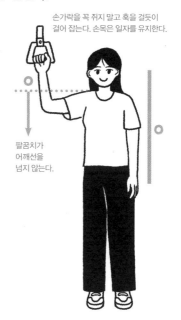

손가락을 꼭 쥐지 말고 훅을 걸듯이 걸어 잡는다. 손목은 일자를 유지한다.

팔꿈치가 어깨선을 넘지 않는다.

보너스 팁

① 손잡이는 양손으로!
사람이 없어 손잡이의 여유가 있을 때는 양손에 손잡이를 하나씩 잡으면 몸의 균형이 한쪽으로 쏠리는 것을 막을 수 있다.

② 역이 바뀌면 손잡이 손도 바꾸자!
흔들리는 지하철에서 한쪽으로만 손잡이를 잡으면 균형이 한쪽으로 쏠릴 수 있으므로 양손을 번갈아 손잡이를 잡는다.

③ 스마트폰은 들고 본다!
고개를 장시간 숙이고 있으면 목 디스크 손상이 생길 수 있으므로 최대한 눈높이 맞춰 들고 본다. 세로 봉이나 가로 봉을 손으로 잡은 채 스마트폰도 동시에 들고 고정해서 볼 수도 있다. 스마트폰 거치대를 이용해볼 수도 있다.

④ 중간중간 발뒤꿈치를 들자!
종아리 근육은 제2의 심장이라고 한다. 발뒤꿈치를 들어 종아리 근육을 수축시키면 심장에서 발끝까지 내려갔던 혈류를 다시 심장으로 올려주어 혈액 순환을 돕는다. 또한 발바닥의 피로도 줄일 수 있으니 정차 중에 틈틈이 해보자.

#16

대중교통에 앉아서 이동하기

통증 부위 ✖ 척추(목, 등, 허리), 어깨, 골반·고관절, 무릎, 발목·발

BAD 상체를 앞으로 숙이고 다리를 꼰 채 스마트폰을 보는 자세는 목, 허리, 골반, 고관절에 통증을 유발할 수 있다. 고개를 숙여 잠들거나 턱을 내민 채 고개를 앞으로 숙인 자세 역시 목과 허리에 통증을 만든다. 등받이에 등을 붙이지 않고 엉덩이를 의자에 걸친 채로 앉으면 허리와 목이 긴장하게 된다. 긴장 상태가 지속되어 피로해지면 결국 허리와 목은 굽어지거나 비스듬해진다. 반대로 상체를 뒤로 젖히고 등받이에 기대어 엉덩이를 미끄러트린 채로 앉으면 의자 바닥에 꼬리뼈가 닿아 통증이 생기고, 자연히 허리가 굽어져 허리 통증도 발생할 수 있다.

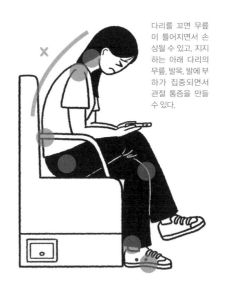

다리를 꼬면 무릎이 틀어지면서 손상될 수 있고, 지지하는 아래 다리의 무릎, 발목, 발에 부하가 집중되면서 관절 통증을 만들 수 있다.

GOOD 허리를 곧게 펴고 엉덩이를 의자 깊숙이 들여 앉고 허리와 등을 등받이 기대어 체중을 분산한다. 이러면 골반뼈가 바로 서서 허리가 편안해진다.

장시간 이동하는 비행기나 버스 좌석에서는 가능하면 의자를 뒤로 젖히지 않는다. 등받이에 허리와 목을 받쳐주는 부분이 없다면 수건, 쿠션, 물병 등으로 잘 받쳐서 디스크 손상을 막는다. 등받이를 젖혀야 할 때도 같은 방법을 이용한다.

등받이가 멀어 등을 댈 수 없거나, 꼬리뼈 통증이 있을 때는 수건이나 쿠션을 엉덩이 뒷부분에 깔아 무릎보다 엉덩이를 높게 한 후 허리를 세우고 앉는다. 이러면 수건 높이 때문에 자연스럽게 상체가 앞으로 기울어지면서 발바닥으로 체중이 분산되므로 등받이 없이도 허리를 세운 자세를 유지할 수 있다.

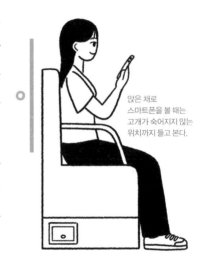

앉은 채로 스마트폰을 볼 때는 고개가 숙어지지 않는 위치까지 들고 본다.

보너스 팁

① 짧은 하의를 입었을 때는 무릎에 덮을 것을 가지고 다니자!
미니스커트 혹은 핫팬츠 등 짧은 하의는 다리를 모으고 앉더라도 속옷이 노출될 수 있어 다리를 꼬고 앉는 습관을 만들 수 있다. 이때 머플러나 담요, 겉옷 등으로 무릎을 덮으면 바른 자세를 취할 수 있다.

② 대중교통에 셀프 스마트폰 거치대를 설치하자!
어깨와 팔 통증이 있을 때는 대중교통에 다양한 거치대를 설치해서 사용할 수 있다. 거치대가 없다면 손잡이 봉에 스마트폰을 잡은 손을 지지하는 것도 방법이다.

#17

차 타고 내리기

통증 부위 ✖ **척추(목, 등, 허리)**

 탈 때: 머리부터 승차하면 허리와 목이 굽혀져 목과 허리 통증이 생길 수 있다.

내릴 때: 급하게 허리를 앞으로 굽혀서 상체 쪽을 먼저 내리면 디스크 손상이 생길 수 있다.

탈 때

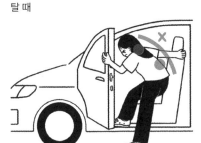

내릴 때

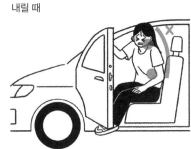

탈 때:

① 팔로 차 문을 잡아서 체중을 분산시킨다.

② 등을 똑바로 편 상태에서 발뒤꿈치에 힘을 준 채로 고관절을 접어 엉덩이부터 탄다.

③ 다리를 마지막에 한쪽씩 집어넣는다.

내릴 때:

① 천천히 다리를 먼저 돌려 한쪽씩 바닥에 내려놓는다.

② 문을 잡아 상체의 체중이 허리 디스크에 집중되지 않도록 분산시킨다.

③ 등을 똑바로 편 자세를 유지한 채 발뒤꿈치에 힘을 주면서 고관절을 천천히 펴면서 일어난다.

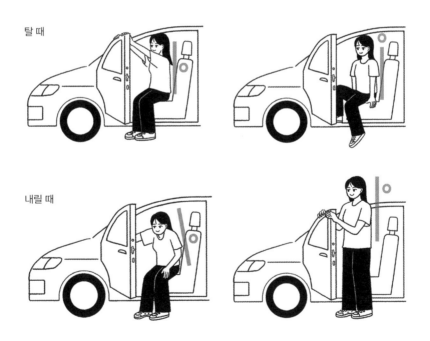

탈 때

내릴 때

#18

운전하기

통증 부위 ✖ 척추(목, 등, 허리)

운전대에 붙어서 운전하기: 앞으로 당겨 앉아 목과 허리를 구부려, 핸들에 밀착한 채로 운전하면 무릎이 많이 구부러져서 무릎 통증이 생길 수 있다. 동시에 목, 허리 디스크에 무리를 줄 뿐만 아니라, 어깨 근육도 많이 긴장하게 된다. 이 자세는 운전자의 시야를 좁히고 핸들을 넓게 돌리지 못하게 만들며, 에어백이 터진다면 완전히 팽창되기 전에 얼굴에 닿아 압박할 위험마저 있다.

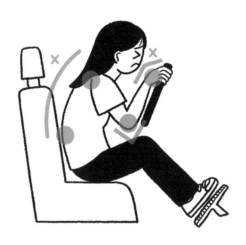

**뒤로 심하게 누워서 운전
하기:** 엉덩이를 미끄러트린
채로 목과 허리를 뒤로 제
치면 허리와 목에 부담이
생길 수 있다. 핸들이 운전
자의 팔 길이보다 멀리 있
어 긴급 상황 발생 시 조작
하기 어려워진다. 브레이크

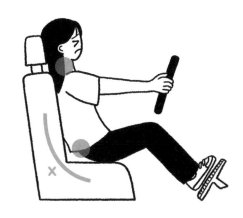

를 밟아야 할 경우에도 제대로 힘을 주지 못해 위험할 수 있다.

한 팔로 운전하기: 한 팔로만 핸들을 잡고 운전하면 어깨의 좌우 높이
가 달라지고 척추가 한쪽으로 휠 수도 있으며, 핸들을 잡은 거리가 멀
어지고 위치가 높아져서 어깨충돌증후군을 만들 수 있다. 긴급 상황
시 다른 한 손은 핸들과 멀리 있으므로 빠르게 대처할 수 없다.

하이힐 신고 운전하기: 조작하는 발은 발뒤꿈치가 제대로 지지되지 않
고, 무릎을 계속 치켜올린 채로 운전하게 된다. 지지하는 발 역시 무릎
이 많이 구부러진 채로 운전하기 때문에 발목과 무릎 관절에 무리를
주는 자세다. 정확한 페달 조작이 어려우므로 사고의 위험이 있다.

GOOD ① **바르게 앉기:** 시트 쿠션과 등받이 사이 틈에 엉덩이를 넣는다는 느낌으로 요추전만에 등받이가 붙도록 밀착시킨다.

② **등받이 각도 조절하기:** 왼손으로 핸들의 9~10시 방향을 잡는다. 그런 다음, 왼손을 2~3시 방향에 위치하도록 핸들을 돌렸을 때, 왼쪽 어깨와 등이 시트 등받이에서 떨어지지 않을 때까지 각도를 세운다. 체구에 따라 편차가 있을 수 있지만 이렇게 조정한 각도는 90도에서 약간 뒤로 젖힌 정도인 100~110도 정도다. 어깨를 등받이에 밀착하지 않으면 몸이 제대로 지지되지 않아서 어깨와 허리 통증을 만들 수 있다.

③ **시트 앞뒤 간격 조절하기:** 운전석에 앉아 오른발로 브레이크 페달을 끝까지 밟았을 때 무릎이 살짝 구부러지는 정도로 시트를 조절한다. 무릎이 완전히 펴지면, 브레이크 페달을 끝까지 밟을 수 없어 매우 위험하다. 또한 무릎이 핸들과 핸들 받침대 아래쪽에 닿게 될 경우, 사고 발생 시 핸들에 무릎이 부딪혀 부상을 초래할 수 있다. 핸들과 무릎 사이, 핸들과 받침대 사이에 주먹 하나 정도의 공간을 두고 시트 간격을 조정한다. 무릎을 충분히 펼 수 있는 넓은 공간을 확보하는 게 좋다.

④ **핸들 잡는 손의 위치:** 핸들의 3시와 9시 자리에 손을 위치해야 한다. 이보다 상단을 잡아 조작하면 팔이 어깨보다 높게 들린다. 그러면 조작 범위가 넓어져 팔과 어깨 통증을 만들 수 있고, 정교한 핸들 조작이 어려워진다.

⑤ **팔꿈치 각도:** 팔꿈치를 쫙 편 상태가 아니라 살짝 구부려 핸들을 잡는다. 약 45도 정도로 되도록 가볍게 잡아 충격을 흡수할 수 있도록 한다.

⑥ **헤드레스트 높이:** 헤드레스트의 가장 윗부분이 머리끝이나 눈높이 사이에 오도록 하고, 머리와 헤드레스트의 간격이 너무 멀리 떨어져 있어서는 안 된다. 헤드레스트는 후방 충돌 시, 운전자의 목과 경추 부분을 보호하는 장치로 높이 조절을 잘못하게 되면 오히려 운전자에게 큰 부상을 입힐 가능성이 있다.

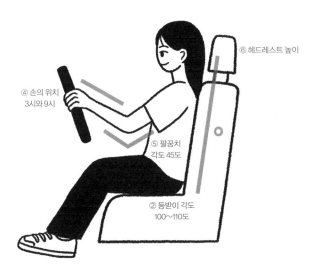

보너스 팁

① 허리가 아픈 사람은 어떤 차를 사야 할까?
운전석의 의자가 낮은 세단이나 스포츠카보다는, 높은 SUV가 요통이 있는 사람에게 더 좋다. SUV는 차를 타고 내릴 때 허리를 덜 구부릴 수 있고, 고관절이 무릎 관절보다 높게 위치해 요추전만을 잘 유지할 수 있기 때문이다.

② 허리와 목 통증이 심하다면 쿠션을 사용하자
허리끈이 지나가는 허리와 등 윗부분에 푹신한 작은 쿠션을 넣어 전만을 유지한다. 운전석뿐만 아니라 조수석이나 뒷자리에 탈 때도 마찬가지다. 빨간불에 자동차가 멈출 때마다 틈틈이 신전 동작(122~123쪽, 127쪽 참고)을 해주면 목과 허리 통증을 줄일 수 있다.

차에서 물건 넣고 빼기

통증 부위 ✖ 척추(목, 등, 허리), 어깨, 팔꿈치, 손목

BAD 무거운 물건을 가지고 차에 바로 탑승하지 않는다. 무거운 짐을 들고 차에 타는 것 자체로 허리에 부하를 가하고, 좁은 곳으로 들어가면서 어깨, 팔꿈치, 손목이 비틀어지기 쉬워 그 부위에 통증을 만들 수 있다. 또한 차 안에서 무거운 짐을 보조석에 내려놓으려면 척추에 부하를 가한 채 허리를 비틀어야 하므로 허리 디스크 손상을 만들 수 있다. 팔 힘만으로 옆으로 짐을 옮겨야 하므로 어깨와 팔꿈치, 손목에도 무리를 줄 수 있다.

짐을 내릴 때도 차 안에서 허리를 비틀어 짐을 챙긴 후 내리지 않는다. 트렁크나 옆좌석에 둔 짐을 꺼낼 때도 한쪽 팔로 당겨서 짐을 빼거나 허리를 굽혀서 꺼내지 않는다.

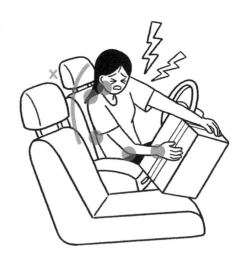

GOOD 짐을 넣을 때는 허리를 편 채 고정하고 무릎을 굽혀 양손으로 짐을 되도록 몸 가까이서 들어 올린 후 천천히 차량에 싣는다. 보조석이나 뒷자리 시트보다는 높은 트렁크가 짐을 넣고 빼기 더 쉽다. 허리를 오래 구부려 깊이 짐을 넣지 않아도 되므로 허리 통증이 있을 때는 이 방법이 좋다. 짐을 뺄 때도 차에서 먼저 내린 후 허리를 고정한 채 짐을 몸에 가까이 붙여 꺼낸다.

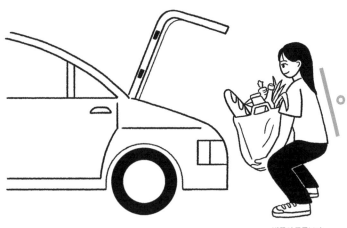

발끝이 무릎보다
나가지 않도록 하며
허리보다는 고관절과
무릎을 접어 몸을 낮춘 후
짐을 싣거나 꺼낸다.

#20

자전거 타기

통증 부위 ✖ 척추(목, 등, 허리), 어깨, 팔꿈치, 손목, 골반·고관절, 무릎, 발목

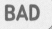 **안장의 높이:**

안장의 높이가 낮으면 무릎이 구부러지는 각도가 커져 무릎 내 압력이 올라가며, 다리를 V자로 벌려 페달을 밟을 가능성을 높여 무릎에 손상이 발생할 수 있다.

안장이 너무 높으면 허리를 과도하게 숙인 채로 자전거를 타게 되고, 이는 허리 통증을 만들고 심하면 허리 디스크로 발전할 수 있다. 또 페달을 밟을 때 다리를 지나치게 쭉 펴게 만들어, 허벅지 뒤쪽 근육 및 건에 염증을 만들기도 한다.

안장과 핸들의 거리:

안장과 핸들의 간격이 너무 멀면 팔을 지나치게 쭉 뻗어 핸들에 기대어 타게 되어 앞바퀴에서 올라오는 충격이 그대로 손바닥부터 어깨까지 전해진다. 그러면 손목이 저리는 수근관 증후군과 팔꿈치 부분이 아픈 외상과염, 어깨 회전근개 손상으로 이어질 수 있다. 이때 손목을 과도하게 꺾어 타지 않도록 주의한다.

페달을 밟는 위치:

발의 중간 부분으로 페달을 밟으면 정강이뼈가 돌아갈 수 있어 무릎 관절이 뒤틀려 연골이 손상될 수 있다.

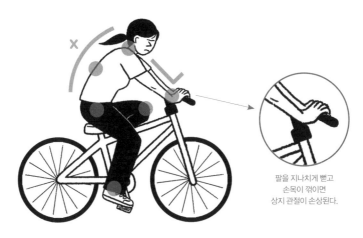

팔을 지나치게 뻗고
손목이 꺾이면
상지 관절이 손상된다.

안장이 낮고 핸들이 멀 때

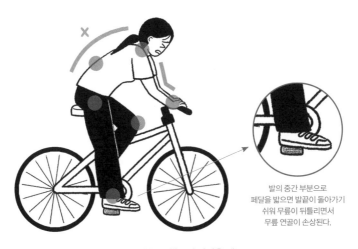

발의 중간 부분으로
페달을 밟으면 발끝이 돌아가기
쉬워 무릎이 뒤틀리면서
무릎 연골이 손상된다.

안장이 높고 핸들이 가까울 때

GOOD ① 핸들은 어깨너비보다 약간 넓게 잡고, 팔의 힘을 빼면서 팔꿈치를 살짝 구부려 근육의 부담을 덜어 준다. 이 자세는 충격을 완화해서 어깨 통증과 피로를 줄일 수 있다.

② 브레이크 레버를 45도 각도로 조절해서 핸들을 잡을 때 손목 꺾임을 최소화한다. 엄지손가락은 반드시 그립 밑으로 하고, 셋째 손가락은 브레이크 레버 위에 올려 잡는다. 브레이크 레버를 잡은 손을 바꿔서 양손을 교대로 사용한다.

③ 한쪽 페달이 가장 낮은 위치에 있을 때, 무릎 각도가 15~20도 정도 되도록 안장 높이를 조절한다. 무릎관절염 환자는 무릎의 부담감을 줄이기 위해 안장의 높이를 약간 높여 까치발로 바닥이 겨우 닿는 정도로 조절하면 무릎이 구부러지는 것을 최소화할 수 있다.

④ 발가락 바로 아랫부분으로 페달을 밟고, 발과 무릎이 안쪽이나 바깥쪽으로 편향되지 않도록 11자를 유지한다. 페달을 밟을 때 허벅지 앞뿐만 아니라, 허벅지 뒤나 엉덩이를 의식해서 근육을 효과적으로 사용한다.

⑤ 허리와 가슴을 똑바로 편 채 고관절을 이용해서 핸들 쪽으로 30~45도가량 숙인다. 이때 등이 구부러지지 않게 주의한다.

⑥ 주행 중 1분마다 고개를 들어 목 근육을 풀어준다. 장시간 주행을 피하고 20분마다 잠시 몸을 일으켜 세우거나 중간중간 휴식을 취하고 스트레칭을 한다.

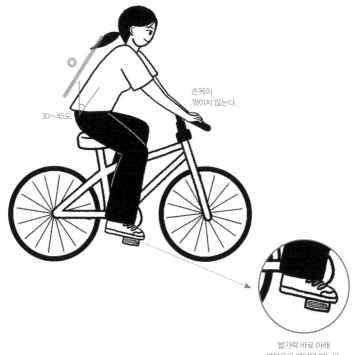

30~45도

손목이
꺾이지 않는다.

발가락 바로 아래
부분으로 페달을 밟는다.

보너스 팁

① 허리 통증이 심하다면 어떤 자전거를 타야 할까?

좀 더 상체를 굽혀서 타야 하는 스포츠 자전거(레이싱 타입)보다는 상체를 더 세워서 탈 수 있는 일반 자전거를 타는 게 좋다.

② 나도 안장통?

안장통이란 안장이 닿는 궁둥이 부위와 사타구니 통증이다. 나의 좌골(앉았을 때 닿는 부분) 너비와 안장의 너비가 맞지 않거나 안장이 낮거나 높으면, 안장이 엉덩이를 충분히 받쳐주지 못해 페달을 밟을 때마다 엉덩이가 좌우로 움직이게 되면서 안장에 엉덩이를 자꾸 부딪치게 된다. 또한 너무 오랫동안 한 자세를 취할 때 압력이 누적되면서 음부 신경과 사타구니 감각이 저하되거나 통증이 발생할 수 있다.

이를 해결하기 위해서는 안장은 반드시 자신의 좌골에 맞는 사이즈를 선택한다. 안장이 안정적이면 상·하체가 움직이지 않고 엉덩이도 제자리에서 들리지 않는다. 자전거를 사기 전에 페달을 밟아보고 엉덩이가 좌우로 심하게 기울어지거나 다리에 힘이 지나치게 많이 실리진 않는지 반드시 확인한다.

chapter 3

일할 때 이래서 아픕니다

■

사무실·작업장·집에서 작업 시

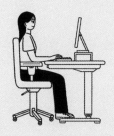

보통 씨는 오늘도 컴퓨터 앞에서 끙끙대고 있습니다. 점심시간 전까지 보고서를 내야 하는데 더뎌서 여간 스트레스가 심한 게 아니에요. 책상 위에 올려놓은 서류와 컴퓨터를 번갈아보니, '아이고, 목이야…….' 목덜미를 따라 통증이 생기면서 머리가 묵직한 느낌입니다. 부서 이동을 한 지 얼마 안 돼서 보통 씨에게는 업무가 익숙하지 않지만, 책상과 의자도 영 어색합니다. 의자는 보통 씨에게 너무 높고 책상은 낮아서 일할 때마다 허리가 구부러져 허리부터 다리까지 저립니다. 그때마다 목과 허리를 돌리면 '뚜두둑' 하고 소리가 나고 증상은 자꾸 심해져만 갑니다. 이때 '띠링' 하고 울리는 전화 소리, '바쁜데 누구야 도대체!' 급한 마음에 수화기를 한쪽 목과 어깨 사이에 끼고 두 손으로는 키보드를 치면서 통화합니다. 그러고 있자니 통화 중에 '아이고 내 목이야!' 하는 소리가 입 밖으로 나올 뻔했습니다. 이때 마침 귀와 어깨 사이에 있던 스마트폰이 스르르 미끄러지고 말았습니다. 주우려고 급하게 허리를 굽히자, 허리에서 아까보다 더 크게 '뚝' 하고 소리가 납니다. 지난주에 새로 산 신상 폰을 깨트리는 불상사는 막았지만, 아픈 허리를 부여잡고 있자니 '내 허리보다 소중했나?' 하는 생각이 듭니다. 간신히 보고서 작성을 마치고 프린트하려는데, 때마침 종이가 없네요. 물품실에서 허리를 굽혀 용지 박스를 들다가 "악!" 하고 비명을 지르고 말았습니다. 오늘도 보통 씨의 허리가 혹사하는 날인가 봅니다.

#21

의자에 앉아서 일하기

통증 부위 ✖ 척추(목, 등, 허리), 골반·고관절, 무릎, 발목·발·발가락

BAD **의자가 나빠요!**: 등받이가 없는 의자에 앉아 오래 일하면 근육이 피로해져 요추전만이 무너지기 쉽다. 게다가 의자 높이마저 낮으면 무릎이 고관절보다 높게 위치해 골반이 뒤로 돌아가게 된다. 이 자세는 허리가 구부러지기 쉬워 요통을 만들 수 있다. 의자가 너무 높아서 발바닥 전체가 바닥에 닿지 않으면 체중이 발로 분산되지 않아 허리에 부담을 줄 수 있다. 이 자세는 발끝으로 장시간 몸을 지탱하며, 발과 발가락, 발목 관절을 과도하게 구부리게 되어 해당 부위에 불편감을 만들 수 있다.

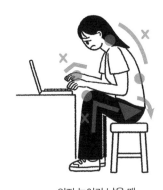

의자 높이가 낮을 때

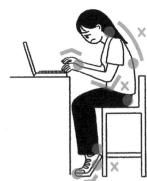

의자 높이가 높을 때

앉는 자세가 나빠요!: 엉덩이를 미끄러트려 어깨를 등받이에 기대고 목을 앞으로 빼고 앉으면 허리 통증을 만들 수 있고 거북목이 될 수 있다. 반대로 엉덩이를 등받이에 붙인 채 배와 가슴을 내밀고 앉으면 척추 주변근이 강하게 수축해서 근육이 피로해지고 무엇보다 디스크 내부 압력이 높아져서 디스크 손상의 원인이 된다. ('6. 대중교통에 앉아서 이동하기' 82쪽 참고)

다리 자세가 나빠요!: 의자 등받이에 등을 떨어트리고 앉거나, 등을 구부정하게 앉는 자세 및 양다리를 책상에 올리는 자세는 척추 건강에 좋지 않다.

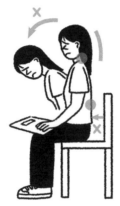

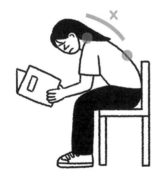
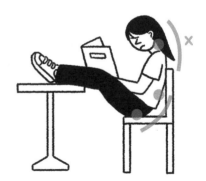

의자에 앉아 다리를 꼬거나, 의자 위에서 웅크리고 앉기, 양반다리로 앉기, 한쪽 다리 올리기, 무릎 꿇고 앉기, 발을 의자 밑에 놓아 무릎보다 뒤에 오도록 앉는 자세는 허리뿐 아니라 무릎 관절 및 발목 관절에 무리를 줄 수 있다.

의자에 앉을 때 해서는 안 될 다리 자세!

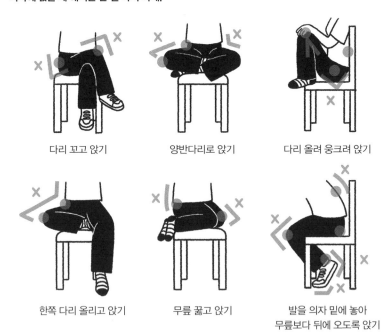

다리 꼬고 앉기   양반다리로 앉기   다리 올려 웅크려 앉기

한쪽 다리 올리고 앉기   무릎 꿇고 앉기   발을 의자 밑에 놓아
                                                              무릎보다 뒤에 오도록 앉기

GOOD 엉덩이를 등받이에 바짝 붙이고 궁둥뼈를 세워서 앉는다. 골반은 엉덩뼈, 두덩뼈, 궁둥뼈로 3가지 뼈로 이루어지는데, 이 중 궁둥뼈는 골반의 아래 뒤쪽 부분이다. 우리가 의자에 앉을 때 엉덩이 밑에 손가락을 대고 앉으면 딱딱하게 만져지는 부분을 궁둥뼈결절이라고 하는데, 앉을 때 체중의 부하를 지지하는 역할을 한다. 궁둥뼈결절이 의자 받침에 닿게 앉으면 자연히 등이 쭉 펴지는데, 이때 가슴을 위로 들어 열고, 양쪽 견갑을 붙인다. 등받이가 허리를 잘 지지하지 못한다면 허리 뒤에 쿠션을 받쳐서 척추를 길게 펴고 앉는다. 이때 고관절보다 무릎 관절이 낮게 위치해야 한다. 하지만 의자가 너무 높아 발 전체가 닿지 않을 때는 전용 발 받침으로 높이를 조정한다. 발 받침에 발을 올렸을 때도 무릎이 고관절보다 약간 아래에 위치하게 한다.

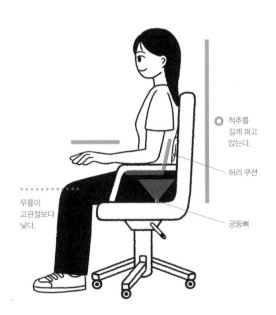

척추를
길게 펴고
앉는다.

허리 쿠션

궁둥뼈

무릎이
고관절보다
낮다.

① 어떤 의자에 앉아야 할까?

좋은 의자는 안정감이 있어야 하며 이동 및 회전이 자유롭지만 쉽게 미끄러지지 않아야 한다.

1) 의자 방석

높이: 높이 조절이 가능한 의자가 좋다. 의자에 앉을 때는 가장 먼저 의자의 높이를 맞춘다. 양발 바닥 전체를 바닥에 붙인 상태에서 엉덩이를 등받이에 붙이고 앉았을 때, 고관절보다 무릎이 약간 낮게 위치하도록 조절한다. (적정 높이: 35∼45cm)

깊이: 엉덩이를 등받이에 붙이고 앉았을 때 의자 끝에서 무릎 뒤 오금까지 손가락을 밀어 넣을 정도의 공간이 있는 것을 고른다. 의자 깊이가 너무 길면 엉덩이를 등받이에 붙일 수 없고, 의자 끝이 무릎 뒤를 압박해서 혈액 순환을 방해한다. (적정 깊이: 38∼42cm, 적정 폭: 40∼45cm)

쿠션: 엉덩이가 앞으로 미끄러지지 않는 재질과 모양으로 고른다. 의자 방석이 너무 푹신하면 엉덩이가 아래로 내려가면서 무릎보다 고관절이 낮아져 허리가 구부러지기 쉽다. 반대로 너무 단단하면 체중의 압력이 궁둥뼈에서 완화되지 않고 허리 디스크까지 전해져 허리 통증을 만들 수 있다.

무릎 관절은 90∼130도, 발목 관절은 90∼120도를 유지한다.

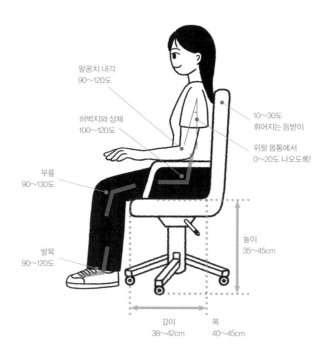

2) 등받이

요추 부위부터 어깨까지 충분히 지지할 높이와 넓이의 등받이가 있어야 한다. 허벅지와 상체의 각도가 90도로 유지되는 의자보다 등받이에 기댔을 때 요추전만이 생기도록 등받이가 10~30도 정도 휘어져 허벅지와 상체 각도가 100~120도 정도로 유지되도록 한다.

3) 팔걸이

팔걸이에 팔을 올렸을 때 어깨가 들리거나 아래로 처지지 않도록 높이 조절이 가능한 의자를 고른다. 팔걸이에 팔을 올리거나 혹은 책상에 손을 올려서 일할 때, 위팔은 몸통에서 앞으로 0~20도 나온 상태가 유지되고 팔꿈치 내각은 90~120도 사이가 되도록 앉는다.

② 소품으로 엉덩이 쿠션을 만들자!

회사에서 주어진 의자에 앉아야 할 때는, 궁둥뼈 아래에 쿠션, 수건, 머플러, 윗도리 등을 접어 깔고 앉는다. 고관절을 무릎보다 높여 주고, 허벅지와 상체 각도가 100~120도 정도로 유지되도록 해서 허리를 펴고 앉는 데 도움을 준다. 또한 의자 방석이 딱딱해서 궁둥뼈가 닿아서 생기는 통증을 줄여줄 수 있다. 회사뿐 아니라, 카페에 앉아서 공부할 때, 자동차나 지하철을 탈 때 등 몸에 맞지 않는 의자에 적용해볼 수 있다.

엉덩이 쿠션

③ 의자에 앉은 채 물건을 줍거나 옮기지 않는다!

의자에 앉은 채로 허리를 구부려 떨어진 물건을 줍거나, 허리를 굽히고 비틀어 박스나 가방을 옮기는 경우가 있다. 앉아 있는 동안 많은 부하를 받았던 디스크에는 이런 작은 스트레스가 지속해서 더해지면 디스크 탈출을 만들 수 있다. 목과 허리 통증이 있다면 긴 집게를 준비해서 작은 물건들을 집는 것이 좋다. 또한 가방 등 좀 더 무게가 나가는 물건은 의자에서 일어선 후 허리를 편 채 고정해서 고관절과 무릎을 굽힌 후 집어 나른다. (자세한 방법은 '35. 무거운 물건 들고 내리기' 143~145쪽, '34. 작은 물건 줍기' 141쪽 참고)

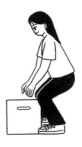

④ 자주 일어나자!

앉아 있는 시간이 길어질 경우 틈틈이 일어나는 것이 좋다. 물을 뜨러 가거나, 프린터를 의도적으로 컴퓨터 워크스테이션과 떨어진 곳에 위치시켜 이동을 늘리자. 이동이 어렵다면 30분에 한 번씩은 허리를 펴서 뒤로 젖히는 운동을 해서 디스크의 부담을 줄인다. ('29. 일하다 간단한 스트레칭하기 – 허리 운동' 126~127쪽 참고)

#22

작업대(키보드) 높이

통증 부위 ✖ 척추(목, 등, 허리), 어깨, 팔꿈치, 손목

BAD **작업대 높이가 너무 높으면:** 위팔이 몸통의 양옆으로 들리면서 어깨도 같이 들려 긴장되기 때문에 어깨와 목에 통증이 생길 수 있다. 또한 팔꿈치와 손목을 과도하게 꺾어서 키보드와 마우스 등을 사용하게 되므로 상지 관절에 무리를 준다.

작업대 높이가 너무 낮으면: 목과 허리를 앞으로 굽히게 만들고 손목을 꺾어 키보드, 마우스 등을 사용해야 하므로 척추와 상지 관절에 통증을 만든다.

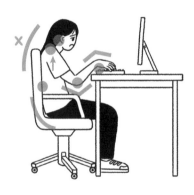 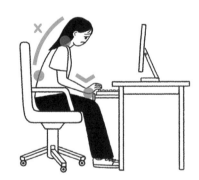

작업대가 높을 때   작업대가 낮을 때

작업대 표면 높이는 팔꿈치 높이 정도로 조절한다. 그
러면 양어깨와 위팔과 아래팔, 손이 편하고 중립 자세를
취할 수 있어서 관절에 부담이 없다.

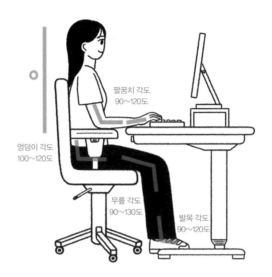

보너스 팁

어떤 책상을 사용해야 할까?

1) 작업대는 모니터, 키보드, 마우스와 그밖에 작업에 필요한 기구들을 적절하게 배치할 수 있는 크기로 고른다.

2) 책상 자체나 작업대의 높이를 조절할 수 있는 제품이 좋다. 높이를 맞추는 기준은 책상이 아니라 키보드나 마우스 표면 등 실제로 작업을 하는 지점과 팔꿈치의 높이를 맞춰야 한다. 만약 책상과 팔꿈치의 높이를 맞춘 뒤 슬라이드형 키보드 거치대를 사용하면 권장 높이보다 작업대가 낮아진다. (키보드 지지대가 별도로 설치되었으면 고정식은 60~70cm, 조절식은 65cm 전후로 체형에 맞게 조정해서 사용한다.)

3) 작업대 앞쪽 가장자리가 둥글게 처리된 제품을 사용해 신체를 보호한다.

4) 책상 밑 공간(다리 공간)은 작업 중 다리를 편안하게 놓을 수 있도록 높이와 깊이의 여유 공간이 있어야 한다. 가운데 서랍이 없는 것을 사용하도록 한다. 의자에 편안히 앉았을 때 허벅지와 책상 사이 10~15cm 정도의 간격이 있어야 한다. 다리 공간에는 가방, 박스 등 필요 없는 물건들을 두지 않는다.

둥근 가장자리

#23

모니터 위치

통증 부위 ✖ 척추(목, 등, 허리)

 모니터가 낮게 위치하면 목과 허리가 구부러져 통증을
만들 수 있다.

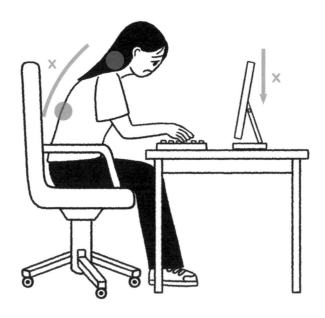

106

① **모니터와의 눈과의 거리(시거리)**

모니터를 가까이에서 계속 보면 눈이 쉽게 피로해진다. 눈이 피로하면 초점이 맞지 않아서 맞추기 위해 자세를 바꾸게 된다. 즉 자세히 보려고 하다 보면 목이 앞으로 밀려 나오게 되어, 목이나 어깨의 근육에 필요 이상의 부담을 줄 수 있다.

시거리 권장 기준은 60~80cm로 적어도 40cm 이상 확보하는 것이 좋다. 의자에 앉아서 팔을 뻗었을 때 손끝이 닿는 곳에 모니터를 두면 적정거리를 확보할 수 있다.

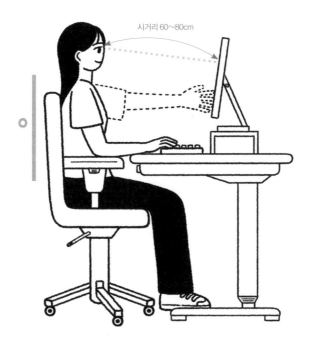

시거리 60~80cm

② 모니터의 높이

일반적으로 모니터는 화면 상단과 눈높이가 일치하도록 위치시킨다. 평소 목 통증이 있다면 바른 자세로 앉았을 때, 목과 허리를 전혀 구부리지 않고 화면을 한눈에 볼 수 있을 정도로 모니터의 높이를 높여야 한다. 높이를 조절할 수 없는 모니터는 받침대나 두꺼운 책, 모니터 암 등을 사용해서 적정 높이를 맞춘다.

작업 시 화면을 보는 시야는
수평선 아래로 10~15도 사이가 좋다.

10~15도

30도

모니터는 몸의
중앙을 중심으로
양옆으로
30도 반경에
위치한다.

모니터
높이를
맞추는
받침대

③ 작업자 시각

작업 시 화면상 시야는 수평선 위로부터 아래로 10~15도 사이에 오도록 한다.

모니터는 몸의 중앙을 중심으로 양옆으로 30도 반경에 위치시켜 목을 회전하는 동작을 줄인다.

보너스 팁

① 노트북 컴퓨터는 어떻게 사용해야 할까?

노트북 컴퓨터를 책상에 바로 놓고 사용하면 화면이 낮게 위치하므로 척추 건강에 좋지 않다. 노트북을 장시간 사용해야 할 경우, 적당한 물건으로 노트북을 받치거나, 거치대를 사용해서 모니터 상단이 눈높이와 일치하도록 맞춘다. 키보드와 마우스는 무선 제품을 사서 어깨가 들리지 않는 높이에 놓고 사용하는 것이 좋다.

② 작업 시 눈이 부셔요! (조명 관리)

컴퓨터 화면과 작업대 표면의 빛 반사로 눈부심이 생기면 눈 자체의 피로를 높일 뿐 아니라, 반사를 피하고자 자연히 고개와 몸이 틀어져 관절 건강에도 좋지 않다.

우선 빛의 각도를 화면으로부터 45도 이내가 되도록 조명과 채광을 조정해서 눈부심이 발생하지 않도록 한다. 만약 사무실 여건이 안되면 워크스테이션을 변경하거나 보조용품의 도움을 받을 수 있다.

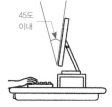

45도 이내

1) 워크스테이션 변경: 창문은 모니터 옆에 위치시키고, 형광등은 머리 위에 있지 않도록 배치한다.

2) 보조용품 사용: 창문에는 버티컬 블라인드를 설치하고, 모니터에는 보안경 혹은 보호 필름을 부착한다.

3) 모니터 조절: 화면상의 문자와 배경과의 휘도비(Contrast)를 낮추거나 모니터를 자주 닦아 먼지로 반사되지 않도록 한다. 화면 기울기를 약간 아래로 하거나 모니터에 후드를 설치한다.

4) 조명 조절: 천장 조명에 포물선형 루버(Parabolic Louver)를 설치하거나, 현수식(매달린) 간접 조명을 사용한다. 또한 조명기구에 간이 차광막을 설치하는 것도 좋다.

③ 눈이 피로해요!

오랜 시간 모니터를 응시하면 눈이 피로할 수 있다. 주기적으로 눈을 이완시켜 피로를 예방하자.

1) 20분마다 먼 곳을 바라보며 시선 분산시키거나 몇 번씩 눈을 크게 깜빡인다.

2) 글쓰기, 물품 취급, 상담, 회의 등 비 컴퓨터 작업을 번갈아 한다.

④ 휴식이 필요해요! (권장 작업/휴식 시간)

1회 연속 작업 시간이 1시간을 넘지 않도록 하고, 한 시간마다 10~15분의 휴식 시간을 갖는다.

#24

키보드와 마우스 사용하기

통증 부위 ✖ 척추(목, 등, 허리), 어깨, 팔꿈치, 손목·손가락

BAD 책상 가운데보다 뒤쪽으로 키보드와 마우스를 놓으면 몸을 앞으로 숙이게 되어 어깨가 안쪽으로 말리고 통증이 생길 수 있다.

키보드와 마우스 사용은 장시간 손목에 긴장을 준 자세를 유지하기 때문에 손목에 부담이 간다. 특히 손을 바깥쪽이나 안쪽으로 꺾거나, 손목을 V자 혹은 역 V자로 꺾어 장시간 작업하면 손목 통증이 생긴다. 반복되면 손의 감각이 둔해지고 갑자기 힘이 빠지는 증세가 나타나는 손목터널증후군까지 발병할 수 있다.

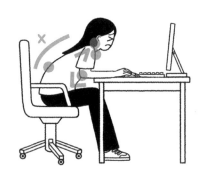
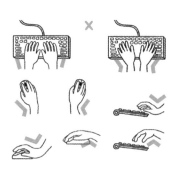

손목에 부담을 주는
키보드와 마우스 사용 자세

키보드와 마우스의 위치: 키보드와 마우스는 몸에 가까이 두어 허리를 펴고 앉아 팔꿈치를 90~120도로 구부려서 작업할 수 있도록 위치시킨다.

키보드의 사용: 키보드 사용 시 아래팔과 손등은 자연스러운 일직선을 유지해서 손목이 꺾이지 않도록 한다.

손목이 꺾여 부담을 주지 않는 키보드의 경사는 5~15도 이하, 두께는 3센티미터 이하다. 작업대 끝 면과 키보드의 사이는 15cm 이상을 확보하고 손목의 부담을 줄일 수 있는 적절한 받침대(패드)를 이용한다. 작업 공간이 협소하다면 높이 조절이 가능한 키보드 트레이를 사용한다.

관절의 중립 상태는 해당 관절이 편안하게 정렬되어 주변 근육이 불필요한 힘을 주지 않는 상태다. 예를 들어 손목은 악수하듯이 팔꿈치를

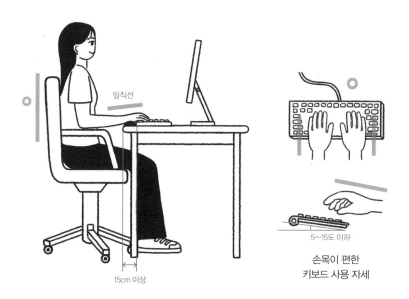

일직선

15cm 이상

5~15도 이하

손목이 편한
키보드 사용 자세

구부렸을 때 엄지손가락이 자연스럽게 위를 보는데, 이때 손을 살짝 안으로 돌려 엄지가 45도 방향의 대각선으로 향해야 중립 자세다.

키보드 패드를 사용하더라도 손목 통증이 지속된다면, 인체 공학적으로 만든 키보드 사용으로 손목 관절이 좀 더 중립 상태가 되도록 만들면 손목의 부담을 줄일 수 있다.

마우스의 사용: 마우스를 사용할 때도 아래팔과 손등은 자연스러운 일직선을 유지해 손목이 꺾이지 않도록 한다.

일반적인 마우스는 손목의 중립 자세에서 손을 더 아래로 돌려 손등이 위를 향한 채 사용하게 되어 중립이 깨진다. 이 자세를 지속하면 주변 조직을 압박해서 피로감을 느끼게 된다. 중립을 유지하려면 젤 패드 혹은 경사진(5~7도) 마우스 패드를 사용해보자.

패드만으로는 부족하다면 마우스 자체를 바꿔볼 수 있다. 버티컬(수직) 마우스는 악수하듯이 손이 옆으로 서 있는 중립 상태로 사용할 수 있게 제작되어 손목의 긴장을 최소화할 수 있다. 트랙볼 마우스는 트랙볼을 손가락으로 굴려서 커서를 조작해 손목을 고정한 채 사용할 수 있어 손목이 비틀려 생기는 통증을 줄일 수 있다.

또한 양손 작업이 가능한 마우스를 사용하면 한쪽 손가락에 근육 부하가 집중되는 것을 예방할 수 있다.

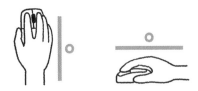

손목이 편한 마우스 사용 자세

① 책상 위 물건 배치도 똑똑하게!

1) 40cm 이내 정상 작업 영역: 빈번하게 사용하는 품목으로 특히 키보드, 마우스, 전화 등 손가락 기술이 필요한 품목이나, 손힘이 필요한 품목을 배치한다.

2) 60cm 이내 최대 작업 영역: 간헐적으로 사용하는 품목을 배치한다.

② 손목 및 손 스트레칭을 해보자!

1시간에 한 번씩 손목과 손 스트레칭을 통해 주변 근육을 이완하고 긴장을 풀어준다면, 손목 및 손 질환 예방과 증상 호전에 도움이 된다.

1) 손목 스트레칭: 양팔을 앞으로 뻗은 후, 손등과 손바닥을 몸쪽으로 지그시 눌러 이완시킨다.

2) 손가락 스트레칭 1: 손가락 전체를 벌린 뒤 5초 유지 후 다시 붙여준다. 천천히 주먹을 쥐었다가 5초 유지 후 다시 풀어준다.

3) 손가락 스트레칭 2: 한 손으로 반대편 손가락 사이사이를 벌려준다.

4) 손바닥 스트레칭: 한 손으로 반대편 손을 잡아 고정한 후 엄지손가락으로 반대 손바닥을 꾹꾹 눌러준다. 엄지손가락을 이용해 반대 손바닥의 볼록한 부분을 원을 그리거나 밀면서 눌러준다.

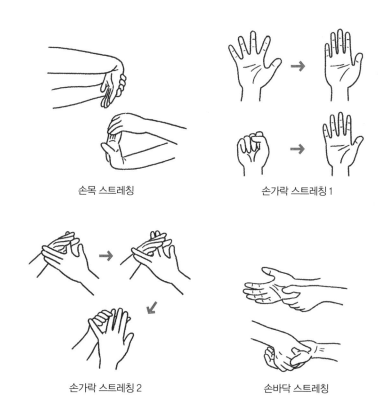

손목 스트레칭   손가락 스트레칭 1

손가락 스트레칭 2   손바닥 스트레칭

25

문서를 보면서 컴퓨터 작업하기

통증 부위 ✖ 척추(목, 등, 허리)

BAD 문서를 책상에 놓고 모니터를 번갈아 보면, 목을 반복적으로 구부렸다 폈다가 하게 된다. 이 자세는 목에 부담을 줄 수 있다.

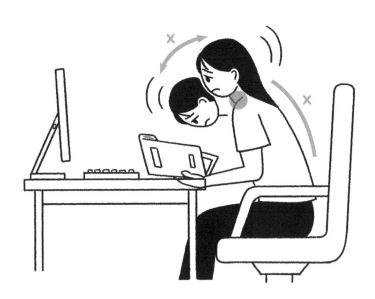

높이·거리·각도 등 조절이 가능한 문서 홀더를 화면과 같은 높이 및 거리에 두고 작업한다. 이는 불필요한 고개 움직임을 줄여주어 목 관절 건강에 도움이 된다.

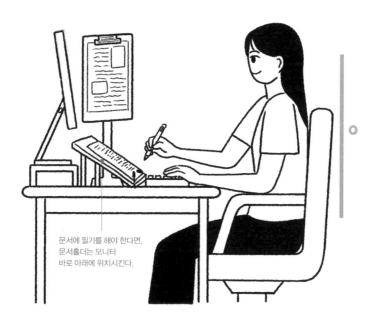

문서에 필기를 해야 한다면,
문서홀더는 모니터
바로 아래에 위치시킨다.

#26

서류 및 책 보기

통증 부위 ✖ 척추(목, 등, 허리), 어깨, 팔꿈치, 손목

BAD 책상에 책이나 서류를 놓고 읽으면 목과 허리가 구부 정해지기 쉬워 척추 건강에 좋지 않다. 여기에 한 팔로 몸을 지탱하거나 턱을 괴고 앉으면 어깨 및 상지 관절 건강도 해칠 수 있다.

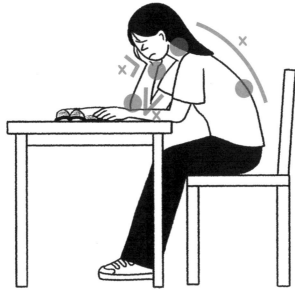

GOOD 비교적 짧은 시간 동안 책을 읽어야 한다면 의자 등받이에 허리를 붙여 펴고, 목의 전만을 유지하고 세운 채 눈높이까지 책을 들어 올려 읽는다. 이때 팔을 몸에 바짝 붙이면 팔이 안정되어 책의 무게를 지탱하기 쉽다. 책상에 쿠션이나 담요, 겉옷 등을 말아서 놓고 그 위에 팔꿈치를 올리면 팔꿈치가 딱딱한 책상에 닿아서 생기는 통증을 줄일 수 있으며, 좀 더 편하게 눈높이를 맞출 수 있다.

오랜 시간 동안 같은 자세로 서류나 책을 봐야 한다면 독서대를 준비해서 눈높이에 맞추는 게 좋다.

보너스 팁

① 글을 많이 써야 할 때는 어떡하나요?
책상에 공책을 놓고 필기를 많이 해야 한다면 비스듬히 기울어지는 책상을 사용해보자. 글을 쓸 때 등이 구부러지는 것을 방지할 수 있다.

② 카페는 사무실이 아니다!
카페는 의자가 불편하고 테이블은 대체로 높이가 낮아 등이 굽기 쉽다. 즉 카페는 장시간 작업을 하거나 책을 보기에 적합한 공간은 아니다. 꼭 카페에서 일이나 공부를 해야 한다면 엉덩이에 담요를 깔고 앉거나('21. 의자에 앉아서 일하기' 103쪽 참고), 주변 물건이나 거치대 등을 이용해 컴퓨터나 책을 올려서 일을 할 수 있지만, 짧은 시간 안에 끝내도록 한다.

전화 받기

통증 부위 ✖ 목, 어깨

BAD 수화기나 스마트폰을 한쪽 목과 어깨 사이에 끼고 통화하면 목과 어깨 관절 건강에 매우 좋지 않다.

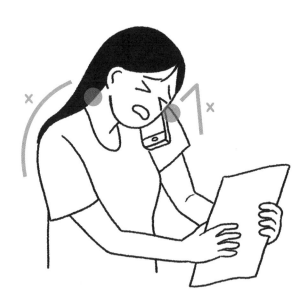

GOOD 전화 통화와 타이핑 작업 및 문서 보기 등 여러 가지 업무를 동시에 해야 할 때는 핸즈프리 기능이 있는 이어폰 마이크로 통화하는 방법을 추천한다. 통화 중에는 시선이 아래로 내려가기 쉬우므로 의식적으로 시선을 높이려고 노력한다.

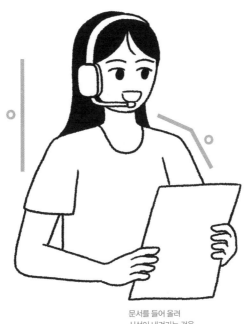

문서를 들어 올려
시선이 내려가는 것을
방지한다.

28

일하다 간단한 스트레칭하기-목 운동

통증 부위 ✖ 목

운동 전 체크 리스트

☐ ① 뒷목이 뻐근하고 뻣뻣하다.
☐ ② 목덜미와 어깨 윗부분의 통증과 함께 두통이 있다.
☐ ③ 목 주변 통증뿐 아니라 팔, 어깨, 날갯죽지 주변의 근육 통증이 함께 나타난다.
☐ ④ 목을 뒤로 젖힐 때 어깨, 팔과 손이 뻣뻣하다.
☐ ⑤ 팔에 힘이 빠지고 몸의 반쪽이 저리고 둔하다.
☐ ⑥ 아픈 팔을 머리에 올리고 있으면 통증이 준다.

위의 항목들에 해당하거나 혹은 이미 목 디스크를 진단받았다면 아래의 운동은 모두 삼가는 게 좋다.

BAD **목에 나쁜 스트레칭**

목 주변 근육이 자주 뭉치는 것도 목 디스크로 인한 염증일 가능성이 높다. 구부리는 자세로 스트레칭을 하면 뭉친 근육이 풀리면서 당장은 시원한 느낌이 들 수 있지만, 이미 상처 난 목 디스크는 더 손상될 수 있다.

나쁜 목 근육 강화 운동

목 근육이 강하게 수축하면 그 압박으로 디스크가 손상될 수 있다.

나쁜 턱 당기기 운동

턱 당김이 목 근육의 수축을 줄이고 신경 뿌리가 지나가는 구멍을 넓히는 효과가 있어 일시적으로는 통증이 완화될 수 있다. 하지만 궁극적으로는 목을 구부리는 힘이 가해져 디스크를 더 손상할 수 있다.

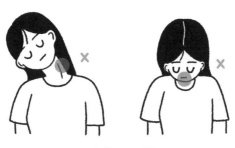

목에 나쁜 스트레칭

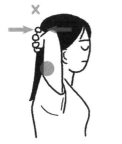 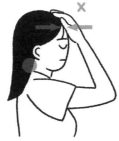 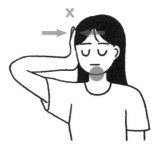

나쁜 목 근육 강화 운동

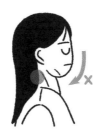

나쁜 턱 당기기 운동

구부리는 자세로 척추 디스크의 수핵이 뒤로 밀리면서 후방 섬유륜을 찢어 디스크가 손상되고 탈출하는 것이 문제이므로 수핵을 앞으로 밀고 후방 섬유륜을 두껍게 해줄 수 있는 신전 운동은 우리가 디스크에 해줄 수 있는 최고의 운동이다.

① 궁둥뼈를 세우고 앉아 허리를 편다.

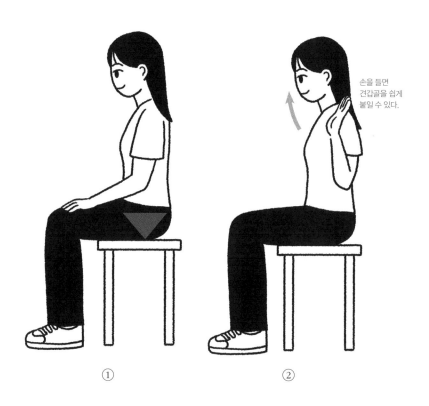

손을 들면
견갑골을 쉽게
붙일 수 있다.

①   ②

② 가슴을 들어 올려 활짝 열고 양쪽 견갑골을 붙인다. 팔꿈치를 접어 손을 옆으로 들면 견갑골을 붙이기 좀 더 쉽다.

③ 턱을 들어 고개를 뒤로 젖힌다. (신전 동작) 불편하지 않을 정도 혹은 통증이 생기기 직전까지만 신전 동작을 한다. 동작이 반복되고 목의 염증이 줄면 자연히 신전 범위가 늘어난다.

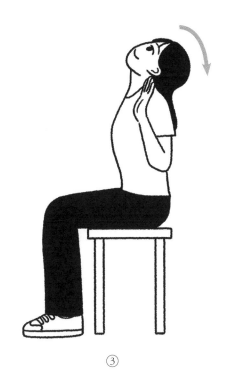

③

보너스 팁

목이 건강한 사람들이라면 목 스트레칭 및 강화 운동 등 어떤 운동도 제한 없이 해도 좋다.

29

일하다 간단한 스트레칭하기-허리 운동

통증 부위 ✖ 등, 허리

운동 전 체크 리스트

☐ ① 허리 전체가 뻐근하게 아프다.

☐ ② 다리가 무겁거나 저리고, 종아리가 터질 것처럼 아프다.

☐ ③ 엉치 부위나 다리 쪽으로 뻗치는 통증이 있다.

☐ ④ 다리의 감각이 무뎌지거나 힘이 떨어진다.

이상은 허리 디스크 증상들로, 위 항목에 해당하거나 허리 디스크를 진단받았다면 아래의 운동은 피하는 것이 좋다.

 나쁜 스트레칭

① 허리를 앞으로 굽히기가 포함된 동작

② 허리를 옆으로 굽히기가 포함된 동작

③ 골반을 뒤로 돌리기가 포함된 동작

④ 상체 및 하체를 앞으로 들어 올리는 동작

⑤ 상체 및 하체를 뒤로 들어 올리는 동작

① ②

③

④

⑤

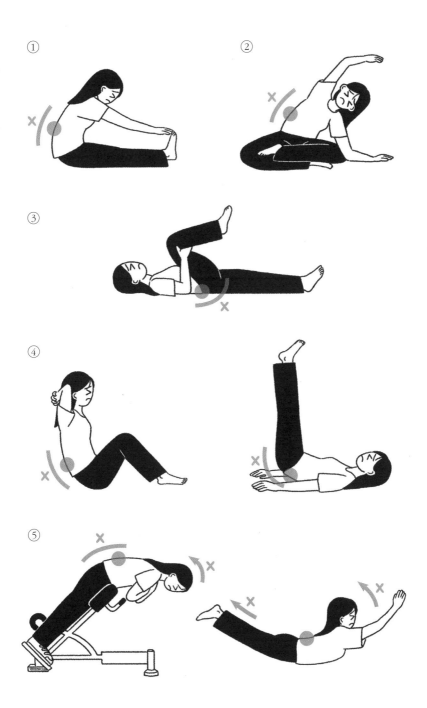

125

디스크 손상을 회복하기 위해서는 목 운동과 마찬가지로 허리도 신전 동작을 해야 한다.

① 엎드렸다 상체 들기

손을 얼굴 옆에 두고 손으로 바닥을 밀듯이 천천히 상체를 일으켜, 5분 정도 숨을 크게 들이마시고 내쉴 때는 입술을 오므리고 천천히 내쉰다. 아침에 일어나서 혹은 잠들기 전에 하면 좋다. 이 동작은 요추전만을 회복하고 디스크를 편안한 상태로 유지해준다.

팔을 완전히 펴기가 어렵다면 엎드려서 턱 밑에 주먹 두 개 괴고 눕기 → 팔꿈치를 바닥에 대고 버티기 순으로 상체를 들어 올린다.

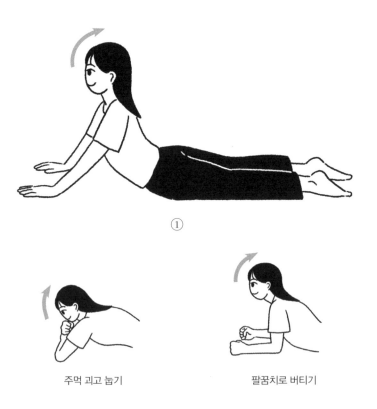

①

주먹 괴고 눕기   팔꿈치로 버티기

② 앉기

양팔을 뒤로 젖혀 양쪽 견갑골이 서로 붙도록 가슴을 활짝 열면서 허리를 젖힌다. 숨을 참고 5초 정도 유지한 다음 입을 오므려 숨을 내쉬면서 허리를 바로 세운다. 앉아 있을 때 15~30분 간격으로 하면 좋다.

③ 서기

양손을 허리에 대고 코로 숨을 들이마시며 허리를 뒤로 젖힌다. 숨을 참고 5초 정도 유지한 다음 입을 오므려 숨을 내쉬면서 허리를 바로 세운다. 한 번에 3~4회 정도 30분이나

1시간마다 한다.

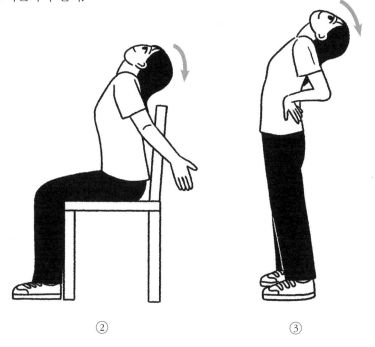

②   ③

보너스 팁

허리가 건강한 사람이라면 스트레칭 및 강화 운동 등 어떤 운동도 제한 없이 해도 좋다.

30

몸을 낮춰서 일하기

통증 부위 ✖ 척추(목, 등, 허리)

BAD 일을 하다 보면 작업대가 내 몸에 비해 낮거나 바닥에서 물건을 들어 올려야 해서, 몸을 낮춰야 할 때가 있다. 이때 무심코 허리를 구부려 일하게 되는데 이는 척추 건강에 매우 좋지 않다.

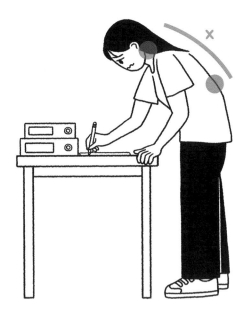

몸을 낮춰야 할 때는 허리는 펴고 고관절을 경첩처럼 접
는 움직임인 힙 힌지(hip hinge) 자세를 이용한다. 몸을
더 낮춰야 할 때는 양발의 간격을 넓혀서 힙 힌지 자세를 취하거나 한
쪽 다리의 발끝을 한 발짝 정도 뒤로 놓은 후 무릎이 닿을 때까지 앉
는 자세를 취할 수 있다.

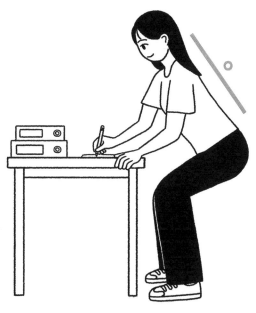

힙 힌지 자세 측면

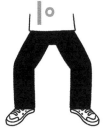

힙 힌지 자세 앞면

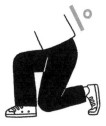

한 발을
뒤에 놓고 앉아
몸 낮추기

힙 힌지 자세는 처음부터 바른 자세로 제대로 하기 어려울 수 있다. '만년 복대 만들기'로 코어 근육을 튼튼하게 만든 후 차례대로 한다면 좀 더 쉽게 할 수 있으니 꾸준히 연습하자.

① 만년 복대 만들기

우리 몸의 복대인 코어 근육을 단련하면 운동 또는 일상생활 동작에서 허리가 구부러지거나 비틀어지는 것을 방지해 디스크 손상을 예방할 수 있다. 자주 연습해서 익숙해져야 한다. 다만 너무 강한 복근 수축은 오히려 디스크를 손상할 수 있으니 통증이 생기지 않는 범위에서 한다.

1) 가슴을 들어 열고 허리를 펴서 요추전만을 만든 상태로 선다.

2) 양 손가락으로 배를 살짝 누른다.

3) 허리가 구부러지지 않고 가슴–허리–골반이 한 덩어리가 된 상태로 가벼운 헛기침을 해서 배에 힘이 들어가는 것을 손가락으로 느낀다. 자연스럽게 호흡하면서 5~10초 정도 버틴 후 힘을 푼다.

4) 수축 시간을 점점 늘려 평소에도 지속할 수 있도록 연습한다.

② 힙 힌지(엉덩이 접었다 펴기, 고관절 경첩 운동)

허리를 편 채 엉덩이를 접었다 펴는 자세를 익혀야 한다. 자주 연습해서 익숙해지면 허리 디스크 손상을 예방할 수 있다. 게다가 엉덩이 근육과 허벅지 근육이 단련되어 소위 애플힙과 꿀벅지를 만드는 효과까지 누릴 수 있다.

1) 상체는 만년 복대 동작을 한 상태로 의자에 양쪽 종아리를 붙인 채 양발을 모으고 선다.

2) 허리를 편 상태를 유지하고, 엉덩이를 뒤로 살짝 빼면서 인사하듯이 양쪽 고관절을 접어 양손을 허벅지 앞쪽에 각각 붙인다.

3) 만년 복대를 유지한 채 엉덩이는 뒤로 빼면서, 양팔을 편 상태로 양손을 무릎까지 미끄러트린 후 3초간 숙인 자세를 유지한다. 이때 의자에 종아리를 딱 붙여 무릎이 발보다 앞으로 튀어나오지 않도록 하며, 허리와 허벅지 각도는 90도, 허벅지와 의자 각도는 45도 정도로 너무 깊게 앉지 않도록 한다.

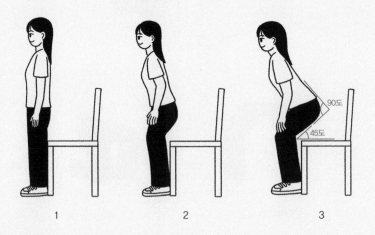

4) 엉덩이 근육을 쪼이면서 몸을 세워 처음 자세로 돌아온다.

③ 힙 힌지를 업그레이드해보자.

양발을 붙여서 시행하는 것이 익숙해졌다면 같은 방법으로 의자를 뒤에 둔 채 양발을 어깨너비와 어깨너비보다 1.5배 정도 넓게 벌리는 등 양발의 사이 간격을 다양하게 해서 시행해본다. 양발의 간격이 넓어졌을 때 양발 끝을 살짝 밖으로 벌려 시행하면 조금 더 편하게 운동할 수 있다. 이 방법이 익숙해지면 무릎이 발끝보다 앞으로 나가는 것을 주의하면서 의자 없이 시행해보자.

의자 없이 한 발을 뒤에 놓고 앉기도 연습해보자. 만년 복대를 한 상태에서 양손으로 허리를 잡고, 양발에 주먹 한 개 정도 들어갈 너비로 선다. 한발을 뒤로 한 발짝 보낸 뒤 발끝으로 지지하며 같은 방법으로 앉는다(a). 연습이 충분히 되면 한쪽 무릎이 바닥에 닿을 때까지 앉는 연습을 해 본다(b). 이 방법이 익숙해지면 뒤로 보낸 한 발을 들고 앉는 연습을 해 본다(c). 양다리 모두 연습한다.

이런 힙 힌지 자세가 익숙해지면, 응용해서 스쿼트 및 데드리프트까지 수월하게 할 수 있다.

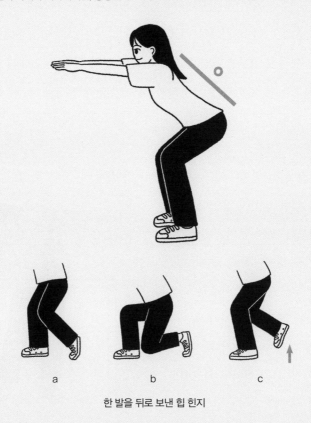

한 발을 뒤로 보낸 힙 힌지

#31

서서 일하기

통증 부위 ✖ 척추(목, 등, 허리), 어깨, 팔꿈치, 손목, 골반·고관절, 무릎, 발목·발

BAD 가만히 장시간 서 있는 것만으로도 허리에 부담이 된다. 거기에 목과 등을 구부리거나, 짝다리로 서는 등 일하는 자세까지 잘못됐다면 관절에 더욱 부담이 된다. 작업대의 높이가 너무 낮으면 목과 허리가 구부러져 척추 통증이 발생할 수 있고, 너무 높으면 어깨가 들리면서 무리를 주고 팔꿈치와 손목이 꺾이면서 통증을 만들 수 있다.

- 장시간 서서 일할 때는 굽이 높거나 바닥이 딱딱한 신발을 신지 않는다.

- 어깨보다 높은 곳의 작업은 양팔과 손을 머리 위로 뻗어야 하므로 팔, 어깨, 목에 부담을 주고 통증을 일으킬 수 있다.

- 작업할 물건의 위치가 몸에서 멀면 몸을 굽히거나 비틀거나 뒤로 젖혀서 먼 곳까지 손을 뻗어야 하므로로 관절 건강에 나쁘다.

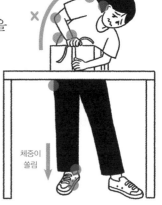

체중이 쏠림

GOOD 높이 조절이 가능한 작업대를 팔꿈치 높이로 맞춰 허리를 곧게 펴서 일한다. 특히 척추 하나가 바로 아래 척추에 비해 앞으로 빠져 있는 전방전위증이 있다면, 장시간 서서 하는 작업은 증상을 더 심하게 만든다. 이 경우 작업대 근처에 의자를 놓고 자주 앉았다 일어서는 것이 좋다.

– 바닥 매트를 깔거나 쿠션이 있는 신발을 신어 피로를 줄인다.

– 작업 높이가 어깨보다 높으면 발 받침대로 작업 높이를 높여 어깨 높이에서 작업한다.

– 작업대에 가깝게 서서 작업할 물건을 몸의 정면 가까이에 둔다. 공구는 몸 가까이에 두어 불필요한 허리 굽힘을 줄인다.

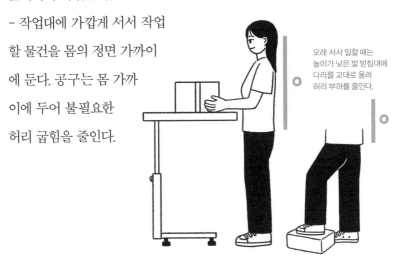

오래 서서 일할 때는 높이가 낮은 발 받침대에 다리를 교대로 올려 허리 부하를 줄인다.

보너스 팁

① 작업의 종류에 따라 작업대 높이가 달라진다?
1) 선별 작업, 쓰기, 전자 제품 조립 등의 정밀한 작업을 할 때는 팔꿈치보다 10~20cm 높은 작업대가 좋다.
2) 채소 썰기, 포장하기 등 가벼운 작업을 할 때는 팔꿈치보다 5~10cm 낮은 작업대가 좋다.
3) 무거운 물건을 다루거나 힘든 작업을 할 때는 팔꿈치보다 10~25cm 낮은 작업대가 좋다.
② 정밀 작업 시 보조기 사용
집중해서 해야 하는 정밀 작업을 장시간 해야 한다면, 아래팔 지지대를 사용해 어깨와 허리의 부하를 줄인다.

#32

바닥에서 일하기

통증 부위 ✖ 척추(목, 등, 허리), 골반·고관절, 무릎, 발목

BAD 바닥에서 쪼그리고 앉거나 목, 허리를 구부린 자세로 장시간 작업을 하면 척추와 다리에 부담이 된다.

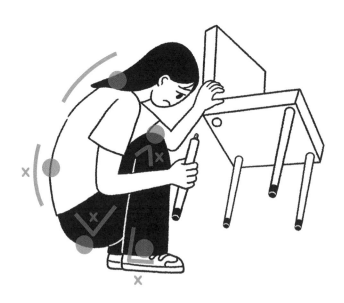

바닥에서는 최대한 작업을 하지 않는 것이 가장 좋다. 하지만 작업대 설치가 어려운 경우는 양쪽 무릎에 보호대를 차거나 깔개를 깔고 양쪽 무릎을 바닥에 댄 채 허리를 펴고 작업하는 것이 좋다. 한쪽 무릎씩 번갈아 가면서 바닥에 대고 허리를 편 상태로 작업할 수도 있다.

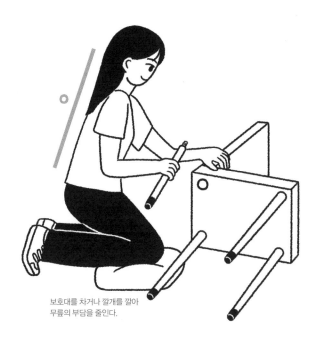

보호대를 차거나 깔개를 깔아
무릎의 부담을 줄인다.

보너스 팁

① 보호 용구 사용
무릎보호대나 엉덩이 보호 용구를 사용해 무릎과 허리 부담을 줄일 수 있다.
② 낮은 의자 사용
바닥에 바로 앉는 것보다는 쿠션이 있는 낮은 의자를 이용해서 엉덩이 높이를 올리고, 허리와 무릎을 펴고 앉아서 작업한다.

#33

공구를 가지고 일하기

통증 부위 ✖ 어깨, 팔꿈치, 손목·손가락

BAD 무거운 수공구를 오랫동안 한 자세로 들고 일하는 자세나, 어깨나 팔꿈치가 들리는 자세도 어깨와 팔꿈치에 통증을 만드는 나쁜 자세다.

- 수공구를 사용할 때 손목을 굽히거나 비틀고 뒤로 젖히는 자세는 손목과 손 통증을 만들 수 있다.

- 특히 좁은 공간에서 작업하거나 큰 힘이 필요한 작업을 할 때 주의해야 한다. 손가락 집기로 공구의 손잡이를 잡으면 손가락과 손목에 더 힘을 주어야 해서 부담이 될 수 있다.

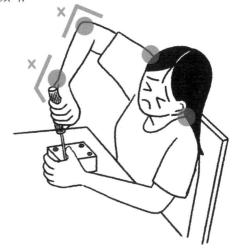

136

GOOD 앉아서 하는 작업은 어깨나 팔꿈치가 들리지 않도록 서서 한다. 서서 하는 작업은 제품의 방향을 바꾸거나 작업 높이를 낮추면 된다.

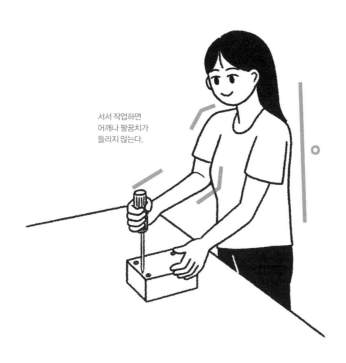

서서 작업하면 어깨나 팔꿈치가 들리지 않는다.

수공구를 사용할 때 손목이 굽혀지거나 비틀어지지 않도록 작업 방향을 바꾼다.

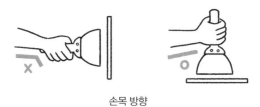

손목 방향

또한 작업 방향에 따라 손잡이 형태를 바꿔서 손목을 보호할 수 있다. 손잡이를 쥐고 수평으로 힘을 쓸 때는 굽은 손잡이의 공구를 쓰면 손목 꺾임을 줄일 수 있다.

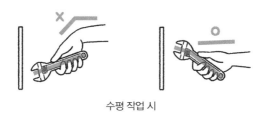

수평 작업 시

반대로 힘을 수직으로 쓸 때는 직선 손잡이가 좋다. 비좁은 작업 공간에서는 길이가 짧은 손잡이를 사용하고, 필요시 보조 손잡이 제품을 사용한다.

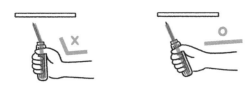

수직 작업 시

수공구를 고를 때는 다음을 염두에 두면 통증 없이 작업할 수 있다.

① 수공구는 가볍고 다루기 쉬운 것을 고른다!

② 손잡이를 확인하고 고른다!

1) 손바닥과 닿는 면적이 넓은 것

손가락 중에 덜 민감한 엄지와 검지에 힘을 받도록 해, 힘을 보다 넓은 면적에 골고루 분포시킨다.

2) 고무나 나무로 된 것

열이나 한기를 막기 위해서 손잡이 표면은 금속보다는 고무나 나무 등 비전도성 재질로 된 것을 고른다.

3) 표면이 너무 매끈하거나 부드럽지 않고, 손가락 모양의 홈이 없는 것

너무 매끈하거나 부드러운 손잡이는 손에서 미끄러져 다칠 수 있다. 또한 손잡이 표면의 홈이 크기나 너비가 작업자에게 맞지 않으면 손가락에 지속해서 스트레스를 가해 통증을 만들 수 있다.

4) 너무 짧지 않은 것

손잡이 길이가 너무 짧으면 손잡이 끝의 손바닥 신경이나 혈관이 눌리는 접촉 스트레스가 생긴다. 최소 10cm가 되도록 하며, 장갑을 사용할 때는 12.5cm 이상이어야 한다.

③ 양손으로 사용할 수 있는 것을 고른다!

오른손과 왼손을 번갈아 사용할 수 있어야 손의 피로도를 낮출 수 있다.

④ 자동으로 열리는 것을 고른다!

반복적인 힘이 필요한 가위나 집게, 니퍼 등은 스프링 반동 장치가 있는 것을 선택한다. 열 때 사용하는 힘을 줄여 손가락을 펴는 근육의 피로를 줄여준다.

⑤ 안전 장치가 있는 것을 고른다!

1) 손잡이 가드

칼처럼 날카롭거나, 드라이버 혹은 플라이어처럼 큰 힘을 줄 때 손이 베이거나 다칠 수 있는 도구는 손잡이에 가드나 엄지손가락 멈춤 장치가 있는 것을 고른다.

2) 손잡이 사이 멈춤 장치

양쪽 손잡이 수공구는 손잡이를 세게 닫을 때 손가락이 손잡이 사이에 낄 수 있으므로 멈춤 장치가 있는 제품을 사용한다.

#34

작은 물건 줍기

통증 부위 ✖ 척추(목, 등, 허리)

 작은 물건을 줍기 위해 목과 허리를 구부려 웅크리면 디스크 손상이 생길 수 있다.

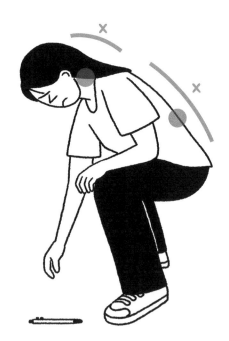

'30. 몸을 낮춰서 일하기'(130~131쪽)에서 연습한 것처럼 만년 복대 자세를 한 채 한 다리를 한 발짝 정도 뒤로 보내고 발끝으로 지지하며 고관절을 접어서 뒷무릎을 바닥에 대고 줍는다.

또는 벽, 의자, 테이블, 지팡이 등을 한 손으로 잡은 채, 만년 복대 자세를 한 상태에서 한쪽 발을 뒤로 들면서 고관절을 접어 상체를 앞으로 기울여서 줍는다. 익숙해지면 벽을 잡지 않고도 가능해진다.

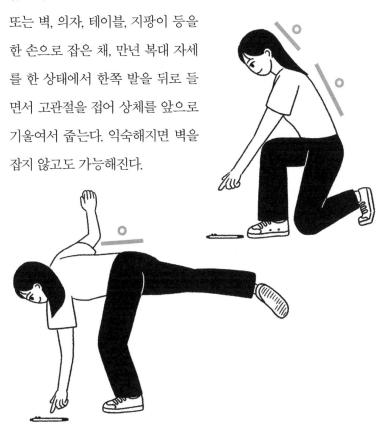

① 골프공 줍기도 다리 들고!
허리 통증이 심한 사람은 골프공을 주울 때 쭈그려 앉지 말고 골프채로 한쪽 팔을 지지한 채 집는다.
② 긴 집게를 사용하자!
바닥에 떨어진 물건은 허리를 구부리지 말고 긴 집게를 사용해서 줍는 것이 가장 좋다.

#35

무거운 물건 들고 내리기

통증 부위 ✖ 척추(목, 등, 허리), 어깨, 팔꿈치, 손목·손

BAD 무거운 상자를 들 때 상자의 양 옆면을 잡게 되면 어깨부터 손끝까지 강한 힘을 줘야 하므로 상체 관절에 부담을 줄 수 있다.

무릎을 편 상태로 허리를 굽혀 바닥에 있는 무거운 물건을 들어 올리면 허리 디스크 손상이 생길 수 있다. 무릎을 굽히더라도 허리를 구부린다면 이 또한 허리에 무리를 줄 수 있다.

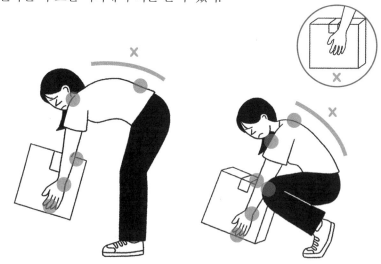

물건을 잡을 때는 양손으로 엄지손가락을 제외한 4개의 손가락을 손잡이 부분에 걸어서 잡거나, 아래쪽 모서리를 잡는다. 이때 팔은 뻗어서 박스에 붙인다.

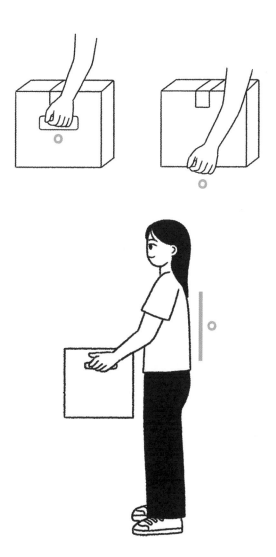

① 다리를 벌려 발과 발 사이에 물건이 위치하도록 둔다. 다리 사이에 들어가지 못할 정도로 큰 물건은, 바로 앞에 서서 발을 어깨너비 정도 벌린다.

② 만년 복대 자세(130쪽 참고)로 복부를 단단하게 만든 후 엉덩이를 뒤로 빼면서 힙 힌지 상태로 무릎을 굽혀 내려간다. 이때 목과 허리는 전만을 유지하고 등은 일직선으로 유지한다.

③ 무게 중심이 한쪽으로 쏠리지 않도록 물건을 양손으로 단단하게 잡는다.

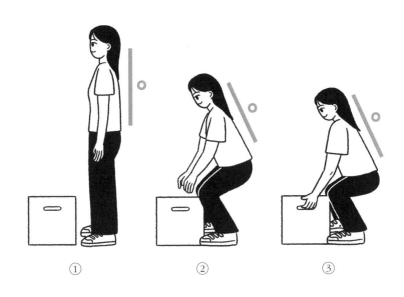

①   ②   ③

④ 물건을 몸과 최대한 가까이 붙이고 만년 복대를 유지한 채 엉덩이와 다리의 힘으로 천천히 일어난다.

⑤ 들어 올리는 중에는 몸의 균형을 유지하면서 몸의 방향을 틀지 않는다.

⑥ 내려놓을 때도 허리를 편 상태로 유지하면서 들어 올릴 때와 반대로 한다.

양다리를 굽히고 앉기가 불편하다면, 허리를 편 채 한 다리를 뒤로 보내서 뒤쪽 무릎을 바닥에 대고 앉아도 좋다.

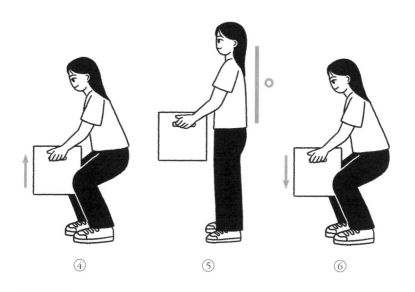

④   ⑤   ⑥

보너스 팁

① 물건은 나누어서 여러 번 나르기
한 번에 아주 무거운 물건을 드는 것보다는 번거롭더라도 작게 나눠서 여러 번 드는 것이 좋다.
② 물건을 나를 때 이런 복장 좋아요!
신축성이 좋은 옷과 안전 장갑을 착용하고, 미끄러지지 않고 발에 잘 맞는 신발을 신는다.

#36

물건 들고 방향 바꾸기

통증 부위 ✖ 척추(목, 등, 허리), 골반·고관절, 무릎, 발목

BAD 물건을 들고 방향을 바꿀 때 목과 허리를 비틀면 척추 디스크 손상이 생길 수 있다. 또한 발을 그대로 둔 채로 다리만 비틀면 고관절 및 무릎, 발목 관절에도 손상이 생길 수 있다.

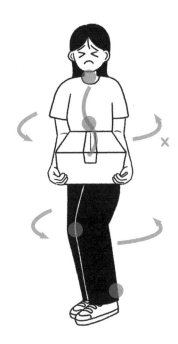

GOOD 가고자 하는 방향을 먼저 확인하고 목과 허리는 일자로 유지한 채 발을 이용해 방향을 바꾼다.

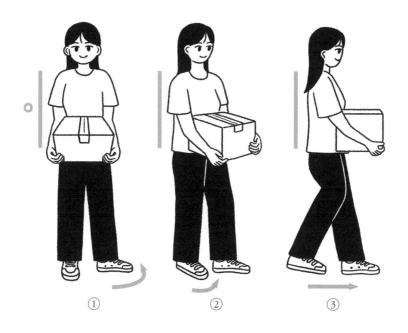

① ② ③

보너스 팁

① 물건의 크기와 무게에 따라 옮기는 방법이 달라요!

1) 작은 물건

1개의 물건은 한 손으로 들거나 양팔로 안아서 옮긴다. 2개의 물건은 1개는 한 팔로 안고 1개는 끈으로 묶어서 들거나, 각각을 끈으로 묶어서 양손으로 들고 옮긴다.

2) 가볍고 큰 물건

양손으로 물건의 손잡이 또는 바닥을 단단하게 잡고 두 팔로 안아서 몸에 붙인다. 큰 물건이 시야를 가리지 않도록 시야를 확보해서 되도록 직선 방향으로 옮긴다.

3) 무겁고 큰 물건

두 사람이 함께 옮기거나, 혼자 옮겨야 할 때는 이륜차를 사용한다. 이륜차는 끌지 말고 밀어서 사용해서 허리에 무리가 가지 않도록 한다.

② 물건 이동 시 주변 정리는 필수!

통로에 물건을 방치하면 낙상 사고 위험이 있으므로 치우고 통로를 확보한다. 바닥에 물기가 있으면 미끄러질 수 있으므로 즉시 제거하고, 바닥은 편평하게 한다.

물건 쌓기

통증 부위 ✖ 어깨

BAD 어깨높이보다 높게 물건을 쌓으면 어깨에 무리가 가고 물건이 넘어질 수 있어 위험하다.

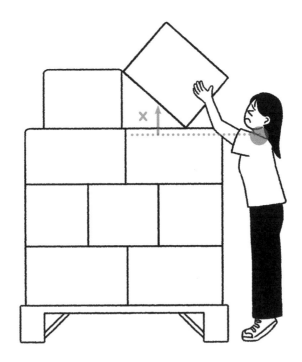

물건은 허리를 편 채로 유지하고 최대 어깨높이만큼만 쌓는다.

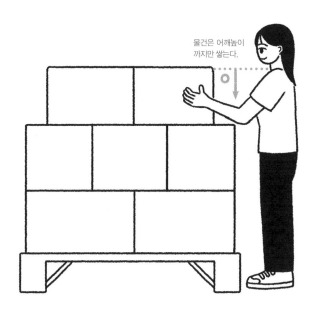

물건은 어깨높이
까지만 쌓는다.

#38

서빙하기

통증 부위 ✖ 어깨, 팔꿈치, 손목·손

BAD 쟁반을 한 팔로 옮길 때, 팔꿈치가 몸에서 떨어지면 물건이 흔들리기 쉽고, 물건의 무게를 상체로 견뎌야 하므로 상체 관절에 무리를 줄 수 있다.

양손으로 쟁반을 들 때, 양팔을 몸에서 떨어트리면 한 팔로 들 때와 마찬가지로 상체에 부담이 생기기 쉽다. 또한 팔꿈치를 90도 이상 접어 쟁반을 너무 높게 들면 손목이 꺾이기 쉽고 손가락으로 쟁반을 꽉 쥐게 되어 관절에 나쁜 자세다.

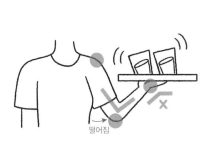

떨어짐

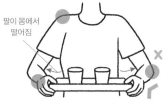

팔이 몸에서
떨어짐

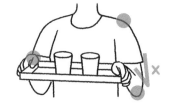

한 손으로 쟁반을 들 때는 허리를 펴고 팔꿈치를 몸에 붙인 채, 아래팔과 손목이 최대한 일직선을 이루도록 든다.

양손으로 쟁반을 들 때도 허리를 펴고 양팔을 최대한 몸에 붙인다. 팔꿈치를 90도 이하로 구부리고 아래팔과 손목이 일직선으로 해서 손가락을 걸어 든다.

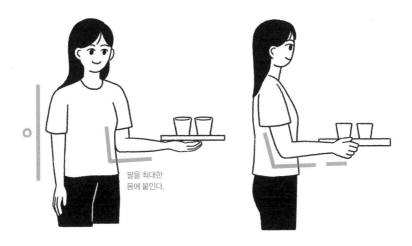

팔을 최대한
몸에 붙인다.

보너스 팁

쟁반도 손잡이가 있으면 편해요!
손잡이 있는 쟁반을 사용하면 손목을 일자로 유지하기 쉽고, 손가락을 걸어 사용하면 밑을 받쳐 드는 것보다 손가락 부담을 줄일 수 있다.

chapter 4

매일 저녁 이래서 아픕니다

■

퇴근 후부터 취침 전까지

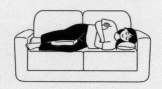

보통 씨는 드디어 퇴근하고 집으로 돌아왔습니다. 오늘 하루는 정말 길고 힘들었어요. 어찌나 일이 많던지 점심도 못 먹고 이리 뛰고 저리 뛰고……, 하루가 어떻게 갔는지 모를 지경입니다. 막상 집에 오니 손 하나 까딱하고 싶지 않지만, 배가 너무 고파서 안 되겠어요. 초인의 힘을 발휘해서 빛의 속도로 라면 하나를 뚝딱 끓입니다. '지금쯤이면 그 드라마 할 시간인데!' 라면을 냄비째 들고 와서 소파 앞 작은 탁자에 놓고는 얼른 TV를 켭니다. 때마침 광고가 끝나고 드라마가 시작됐어요. 바닥에 웅크리고 앉아서 목을 죽 빼고 TV를 보면서 라면을 먹다 보니 허리와 목이 아파지네요. '라면도 다 먹었겠다, 배도 부르겠다, 설거지는 나중에!'라는 생각으로 탁자를 대충 밀어두고는 높은 소파 팔걸이를 베고 누웠습니다. 본격적으로 드라마에 빠져 보려고요. 다음 회가 너무 궁금한 예고편까지 보고 나서 일어나려는데 목부터 손끝까지 전기가 통하는 찌릿한 느낌이 들면서 어깻죽지가 아파집니다. '아, 내 목 디스크……' 하면서 무심코 내려다보니, '어머, 내 발가락!' 주말에 공들여 한 페디큐어가 벗겨졌네요. 아무래도 오늘 무리해서 힐을 신고 벗다가 대참사가 벌어진 모양입니다. 다시 바닥에 쭈그리고 앉아서 덧바르다 보니 이제 허리까지 아픕니다.

#39

바닥에 앉기

통증 부위 ✖ 척추(목, 등, 허리), 골반·고관절, 무릎, 발목

BAD 바닥에 앉으면 대부분 무릎이 고관절보다 높게 위치하므로 골반이 뒤로 돌면서 등과 허리가 굽게 된다. 목과 허리 통증이 있는 사람은 가급적 바닥에 앉는 것을 피해야 한다. 특히 바닥에 앉는 자세는 무릎을 과도하게 구부리게 되어 무릎에 하중이 쏠리므로 연골이 손상돼 퇴행성관절염이 발생할 수 있다.

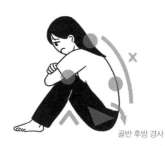 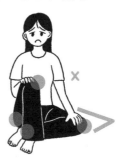

골반 후방 경사

보너스 팁

오다리·안짱다리 원인이 되는 나쁜 앉기 자세

| 장시간 양반다리로 앉기 | 무릎을 꿇고 앉기 | W자로 앉기 | 다리를 옆으로 비스듬히 두고 앉기 |

┠──── 오다리 ────┨ ┠──────────── 안짱다리 ────────────┨

GOOD 관절 건강을 생각한다면 바닥에 앉지 않는 것이 최선이
지만, 좌식 식당에서처럼 바닥에 앉을 수밖에 없는 상
황이 있다. 이때 허리를 바로 세우기 위해서는 고관절이 무릎보다 높게
있어야 하므로, 엉덩이 뒤쪽 아래에 쿠션을 깔고 앉는다. 무릎 통증이
있다면 다리를 펴고 앉아야 한다. 벽에 기댈 수 있다면, 쿠션 등으로 등
을 받치고 벽에 바짝 기대어 앉는다.

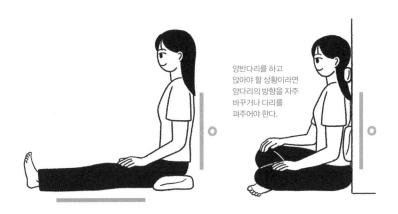

양반다리를 하고
앉아야 할 상황이라면
양다리의 방향을 자주
바꾸거나 다리를
펴주어야 한다.

보너스 팁

슬기로운 좌식 의자 사용법
① 웅크리거나 꺾지 않는다!
등을 뒤로 기대어 웅크리고 앉거나, 목을 꺾어 기대지
않는다.
② 엉덩이를 끝까지!
의자가 높다면 엉덩이를 끝까지 밀어 넣고 다리를 펴고
앉는다.
③ 쿠션을 활용한다!
의자가 낮다면 엉덩이 뒤쪽에 쿠션이나 수건을 깔
고 앉고, 등받이가 허리를 잘 받쳐주지 않는다면
허리에도 푹신한 쿠션을 받치고 앉는다.

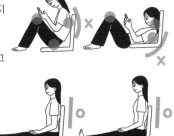

소파 사용

통증 부위 ✖ 척추(목, 등, 허리), 골반·고관절, 무릎

BAD 소파는 의자보다 푹신하므로 척추 곡선이 흐트러지기 쉽고, 대부분 오래 머무르게 되므로 나쁜 자세를 취하기 쉬워 관절 건강을 해칠 수 있다.

가장 흔하게 취하게 되는 엉덩이를 미끄러트리듯 앉아서 목과 허리를 구부리는 자세는 디스크 질환을 유발할 수 있다.

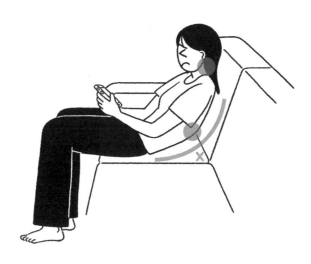

또한 비스듬히 기대거나, 다리를 꼬고 앉기, 한 다리를 다른 다리에 걸쳐서 앉기, 양다리를 올려 웅크려 앉거나 양반다리로 앉기도 척추와 무릎 관절에 무리를 주는 자세다.

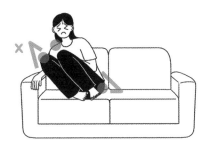

높은 소파 팔걸이를 베고 눕거나, 옆으로 누워 팔로 머리를 괴는 자세도 목 디스크를 발생시킬 수 있다. 초기에는 목 부위에 둔한 통증과 함께 목덜미가 뻐근한 느낌이 들다가 갑자기 어깨, 날개뼈, 팔 부위까지 통증이 내려오고, 심하면 손 저림 증상까지 나타날 수 있다. 또한 이런 자세는 허리를 뒤틀리게 하고, 한 팔로 머리를 지지하면 어깨, 팔꿈치, 손목에 무리를 준다.

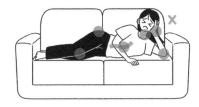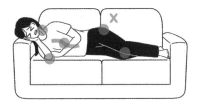

소파 아래에 비스듬히 기대어 앉거나 소파 팔걸이에 엉덩이를 걸치고 앉는 자세도 관절을 망가뜨릴 수 있으므로 피한다.

GOOD 소파에서는 엉덩이를 등받이까지 깊숙하게 넣고 등받이에 상체를 기대어 허리와 목을 세우고 앉는 것이 좋은 자세다. 책이나 스마트폰, TV 등은 고개가 숙어지지 않는 각도까지 높여서 본다.

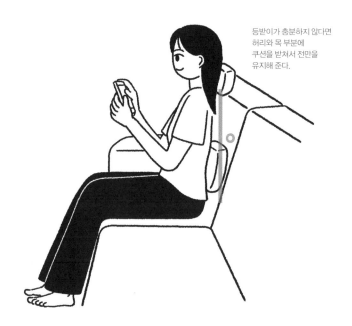

등받이가 충분하지 않다면 허리와 목 부분에 쿠션을 받쳐서 전만을 유지해 준다.

장시간 눕지 않는 것이 좋으나, 힘들어 눕고 싶을 때는 목과 허리가 일자를 이룰 수 있는 높이의 베개를 베고 옆으로 누워 다리 사이에 베개를 끼우는 자세가 목과 허리에 부담을 줄일 수 있다.

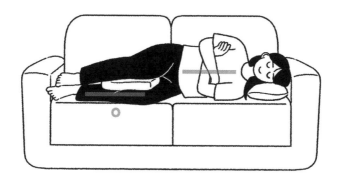

소파는 의자보다 푹신해서 자세가 무너지기 쉬우므로 중간중간 의식적으로 자세를 고쳐 앉는 것이 좋으나, 허리 통증이 심하다면 소파보다는 의자를 사용해야 한다.

① 어떤 소파를 사야 할까?

1) 앉았을 때 엉덩이가 꺼지지 않는 약간 단단한 소재가 좋다.

너무 푹신한 소파는 체중을 고루 받쳐주지 못하고 앉거나 일어서는 데도 불편하고 앉았을 때 엉덩이가 푹 들어가면서 고관절이 무릎 관절보다 낮아져 허리가 굽기 쉽다.

2) 목과 허리를 지지해 줄 수 있는 등받이를 고르자.

등받이는 똑바르거나 10~20도 뒤로 기울어지고 부드러운 쿠션으로 목과 허리 부분을 확실하게 받쳐줄 수 있는 소파가 좋다.

3) 등받이에 허리를 세우고 앉았을 때 소파 방석과 종아리 사이가 3~4cm 정도 남아야 한다.

소파 방석의 깊이가 너무 깊어 최대한 깊숙이 앉아도 엉덩이 끝이 등받이에 닿지 않거나, 종아리가 소파 끝에 닿으면 엉덩이를 미끄러트려 누운 자세가 되어 허리와 목에 무리를 준다.

4) 바르게 앉았을 때 양발을 바닥에 고정할 수 있는 방석 높이가 좋다.

방석 높이가 너무 낮아서 앉았을 때 고관절과 무릎을 쪼그려 앉아야 하거나, 너무 높아 양 발뒤꿈치가 바닥에 모두 닿지 않는 소파는 피한다.

② 소파에서는 잠자거나 식사는 금물!

아무리 좋은 소파라도 자세가 흐트러지기 쉬우므로, 소파에서 장시간 앉거나 누워서 하는 일은 하지 않는 것이 좋다.

41

식사하기

통증 부위 ✖ 척추(목, 등, 허리), 어깨, 골반·고관절, 무릎

BAD 낮은 탁자나 밥상, 또는 바닥에서 먹으면 목과 허리를 굽혀 웅크린 자세가 되므로 척추 건강에 좋지 않다. 양반다리 등 다리 자세마저 바르지 않다면 무릎에 부담이 된다.

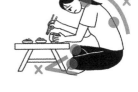

아일랜드 식탁은 조리대를 겸한 보조 식탁으로 수납공간까지 있다. 서서 먹으면 허리와 목을 펴고 식사할 정도로 높지 않아 목과 허리에 부담을 줄 수밖에 없다. 앉더라도 다리가 들어갈 공간이 없어 웅크려 앉을 수밖에 없다. 의자에 등받이마저 없다면 목과 허리 통증을 만든다.

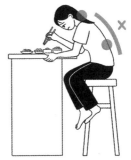

테이블에 음식을 멀리 두고 한 팔을 괸 채 비스듬한 자세로 식사하면 좌우 어깨

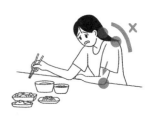

와 골반이 틀어져 어깨 통증과 척추측만증을 만들 수 있다.

GOOD 관절 건강을 위해선 식탁에 앉아서 밥을 먹는 것이 가장 좋다. 등받이가 있는 의자에 엉덩이를 등받이에 바짝 붙이고 허리를 곧게 펴서 상체가 앞으로 쏠리지 않도록 앉는다. 이때 몸과 식탁과의 거리를 15cm 정도 유지한다. 음식을 가까이 두어 집을 때 몸이 구부러지지 않게 한다.

식탁이 없거나 바닥에 앉아야만 하는 상황이라면 엉덩이 뒤쪽 아래에 쿠션이나 접은 수건을 깔고 앉은 채 다리를 쭉 펴는 게 좋다. 벽에 기댈 수 있다면, 쿠션 등으로 등을 받치고 벽에 바짝 기대어 앉는다. ('39. 바닥에 앉기' 155쪽 참고)

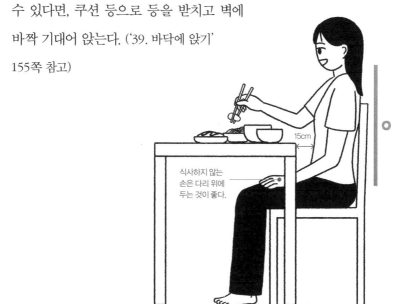

식사하지 않는 손은 다리 위에 두는 것이 좋다.

15cm

155쪽 참고)

보너스 팁

식사하면서 스마트폰 사용은 금물!
스마트폰이나 책을 테이블 위에 두고 보면서 식사하면 목을 빼거나 고개가 숙여져 거북목증후군이나 목 디스크 손상을 일으킬 수 있다. 한 팔로 들고 장시간 본다면 어깨와 팔꿈치, 손목에 통증을 만든다. 어쩔 수 없이 해야 한다면 거치대 등을 이용해서 눈높이와 비슷한 위치로 올려서 본다.

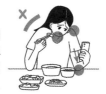

#42

TV 시청하기

통증 부위 �֍ **척추(목, 등, 허리)**

BAD 낮은 소파나 침대에 걸터앉았거나 방바닥에 앉아서 TV를 보게 되면 목과 허리가 구부러져 통증을 유발할 수 있다. 특히 TV에 집중하다 보면 목을 앞으로 뺀 자세를 취하기 쉬운데, 이는 일자목이나 거북목의 원인이 된다. 이러한 목뼈의 변형은 머리 무게를 효과적으로 분산시키지 못하기 때문에 목 주변의 근육과 건 등에 과도한 긴장을 주고 목 디스크 질환을 유발할 수 있다.

소파에 등받이에 엉덩이를 미끄러트려 앉거나, 소파 팔걸이에 턱을 괴는 자세, 침대 헤드에 기대어 목을 앞으로 꺾은 채 TV를 보는 자세도 척추 관절에 무리를 준다.

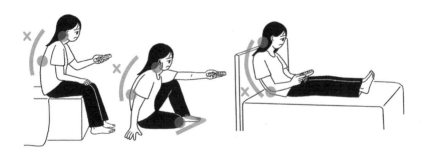

등받이 있는 의자에, 필요하다면 허리 쿠션을 넣고 앉아 보는 것이 가장 좋다. 이때 TV의 높이를 목이 구부러지지 않을 만큼 높이 설치해야 한다.

바닥에 앉아야 한다면 바닥에 앉기 좋은 자세 편(155쪽)을, 소파를 사용해야 한다면 소파 사용하기 좋은 자세 편(158쪽)을 참고한다.

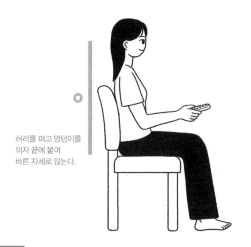

허리를 펴고 엉덩이를
의자 끝에 붙여
바른 자세로 앉는다.

보너스 팁

① 안 아픈 스마트폰 사용법
퇴근 후 취침 전까지 집에서도 여러 차례 스마트폰을 사용하게 되는데 이는 통증 유발의 주요인이 될 수 있다. 다음을 염두에 두고 사용해보자.
1) 문자 보내기 등 짧은 시간 사용 시
고개를 바로 세웠을 때의 눈높이까지 들고 사용한다. 이때 손목이 많이 꺾이지 않도록 주의한다.
2) 드라마 시청, 인터넷 강의 등 장시간 사용 시
책상에 눈높이까지 거치대를 높여서 설치하고 의자에 허리를 세우고 앉아서 본다.
3) 통화하기
목을 옆으로 꺾어 귀와 어깨 사이에 스마트폰을 껴서 통화하지 않는다. 장시간 통화 시 이어폰을 사용한다.
② 안 아픈 독서 & 다이어리 쓰는 법
소파에 기대어 앉거나 침대 헤드에 앉아서 책을 보면 처음에는 자세를 바로잡더라도 점차 자세가 무너지기 쉽고, 목과 허리가 구부러져 통증을 만들 수 있다. 집에서도 눈높이에 맞는 독서 거치대를 책상 위에 설치하고 의자에 허리와 목을 펴고 앉아서 책을 보거나 다이어리를 쓰자.

43

발톱 깎기·페디큐어 바르기

통증 부위 ✖ 척추(목, 등, 허리), 골반·고관절, 무릎

BAD 바닥에 웅크려 앉아서 발톱을 깎거나 페디큐어를 바르지 않는다. 장시간 목과 허리를 구부리고 있어 척추 통증이 발생할 수 있고, 고관절을 무리하게 접어 불편감을 만들 수 있다.

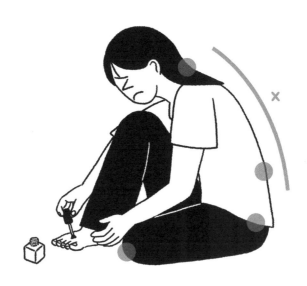

허리 중립을 유지한 채 의자에 앉아서 한쪽 발목을 다른 쪽 무릎에 올려 발톱을 깎거나 페디큐어를 칠한다.

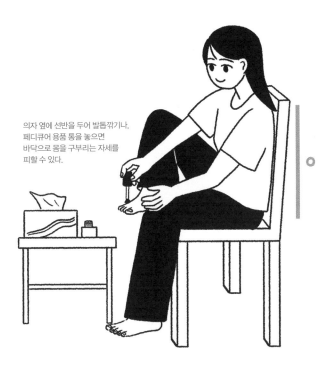

의자 옆에 선반을 두어 발톱깎기나, 페디큐어 용품 통을 놓으면 바닥으로 몸을 구부리는 자세를 피할 수 있다.

① 권총형 발톱깎기를 이용하자!

고관절 통증으로 다리를 무릎 위로 접어 올릴 수 없을 때 유용하다.

② 네일숍을 이용해 본다.

아무리 가족이라도 발 정리를 부탁하기 어려울 수도 있다. 네일숍 이용은 비용이 들지만, 발톱 손질을 한꺼번에 끝낼 수 있다. 목과 허리 통증이 심할 경우 한 번쯤 이용해보자.

chapter 5

잠잘 때 이래서 아픕니다

취침 준비부터 기상할 때까지

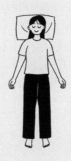

아침부터 늦은 저녁까지 유난히 고되고 온몸이 쑤시는 하루를 보낸 보통 씨! 드디어 잘 시간입니다. 아픈 허리를 부여잡고 침대로 왔습니다. 얼마 전 '똑바로 누워 자야 허리에 좋다'라는 기사를 본 기억이 나서 천장을 보고 누웠습니다. 기대했는데 역시나……, 바로 누우니 잠이 안 오네요. 어렸을 때부터 똑바로 누워 자는 자세는 이상하게 불편하기만 합니다. 한편 옆으로 눕거나 엎드리면 잠이 잘 옵니다. 하는 수 없이 엎드려 고개를 돌려 누웠더니 바로 잠이 들었습니다.

오늘은 휴일이라 늦잠을 자고 일어났습니다. 평소보다 길게 잤다 싶은 날이면 어김없이 허리가 아픕니다. 푹 잔 거 같은데 팔다리가 무겁고 간혹 머리도 지끈거립니다. 얼마 전 구매 후기를 보고 고르고 골라 침대도 바꾸고, 홈쇼핑에서 목에 좋다는 베개도 샀는데 효과는 영 탐탁지 않네요. 어떻게 하면 아프지 않고 개운하게 잘 수 있을까요?

44

침대 선택

통증 부위 ✖ 척추(목, 등, 허리), 어깨, 팔꿈치, 손목, 무릎, 발목

BAD 딱딱한 침대는 천장을 보고 누우면 목과 허리를, 옆으로 누우면 어깨 아랫부분과 허리 옆 공간을 받쳐주지 못한다. 자는 동안 척추 정렬이 무너질 위험이 크고 무거운 부위에만 체중이 집중되므로 침대에 닿는 부위에 통증이 생길 수도 있다. 그러면 자는 내내 몸을 움직여 자세를 바꾸게 되므로 척추 디스크 및 관절에 더욱 큰 충격이 가해질 수 있다.

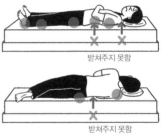

받쳐주지 못함

받쳐주지 못함

딱딱한 침대

너무 푹신한 침대에 바로 누우면 요추 전만이 무너지면서 다리 높이보다 허리가 더 가라앉아 몸이 V자가 되어 허리 통증을 유발할 수 있다. 옆으로 누우면 머리나 엉덩이 부분이 내려앉아 척추 부정렬을 만든다.

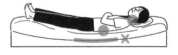

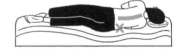

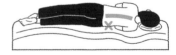

너무 푹신한 침대

GOOD 신체의 정렬을 잘 유지할 수 있도록 탄성력이 있고, 체중을 고르게 흡수해서 압력이 가해지는 지점을 줄여줄 수 있도록 적당히 푹신한 매트리스가 좋다. 개인차가 있으므로 침대를 살 때는 반드시 누워보고 골라야 한다.

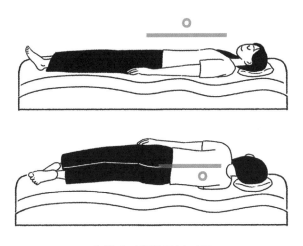

천장을 보는 자세와 옆으로 눕는 자세로
직접 누워보고 내 몸의 정렬 상태를 꼭 확인하자.

보너스 팁

① 바닥에서는 자지 마세요!
바닥에 누워 자는 것은 척추와 무릎에 해롭다. 딱딱한 침대에서 자는 것과 마찬가지로 척추 정렬을 잘 받쳐주지 못하고 특정 부위에 압력이 가해져 통증을 만들 수 있다. 또한 눕거나 일어날 때(자다가 물을 마시거나 화장실 갈 때, 아침 기상 시)도 허리와 무릎을 구부리고 웅크린 자세를 취하게 되어 척추 디스크와 무릎 관절 손상의 위험이 커진다. 허리와 무릎 통증이 있다면 반드시 내 몸에 맞는 침대를 사용해야 한다.

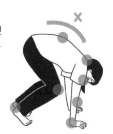

② 체격에 맞는 매트리스는 따로 있다!
체중이 무거운 사람일수록 비교적 단단한 매트리스를 사용해야 체중을 잘 받칠 수 있다. 하지만 반드시 직접 누워보고 선택하자.

#45

베개 선택

통증 부위 ✖ 척추(목, 등, 허리), 어깨

BAD 베개가 너무 높으면 목이 과도하게 꺾여 목 디스크에 손상을 만들거나, 거북목 또는 일자목을 만들 수 있다.

너무 낮거나 베개 없이 잠을 자면 천장을 보고 누웠을 때 턱이 들리면서 목이 과도하게 젖혀져 목 주변 근육이 긴장하게 된다. 또한 옆으로 누웠을 때 머리가 아래로 쳐지면서 척추의 정렬이 깨져 목 디스크 손상과 어깨 통증을 만들 수 있다.

잠자는 동안 목은 크고 작게 시간당 600번 정도 움직이는데, 너무 딱딱한 베개나 머리 부분이 고정되는 베개는 이를 막기 때문에 좋지 않다.

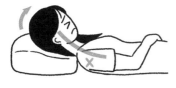
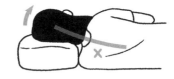

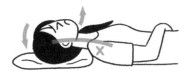
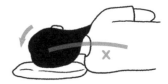

GOOD 좋은 베개는 적당한 탄성력(푹신함)으로 잠자는 동안 경추의 정렬이 잘 유지되도록 자세에 따라 목의 높이에 맞게 변형되어 목을 받쳐줄 수 있어야 한다. 바로 누웠을 때는 뒤통수 부분이 최대한 낮은 높이를 유지하고 목 부분은 바닥에서 대략 6~8cm 정도 높이로 목을 받쳐주는 베개가 목의 C자 커브 유지에 좋다. 옆으로 누웠을 때는 어깨높이 때문에 목뼈와 허리뼈가 일직선이 되기 위해서는 10~15cm의 높이 정도로 어깨와 목을 제대로 받쳐줄 수 있어야 한다. 베개의 폭은 내 머리의 3배 정도 크기가 적당하다.

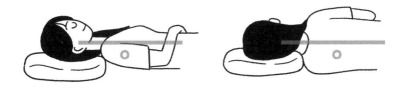

사람의 체형은 다 다르므로 구매하기 전에
내 머리와 목에 맞는지 반드시 확인하고 고르자.

보너스 팁

목 통증 잡는 수건 베개

평소 베개의 높이가 맞지 않거나, 여행 등으로 잠자리가 바뀌었을 때는 다음과 같이 해보자. 수건 한 장을 평평하게 접어 뒤통수 부분을 받쳐준다. 그다음 본인 목의 높이에 맞게 다른 수건 1장을 돌돌 말아서 목 아래에 두어 목 사이 틈을 채우면서 받쳐준다.

46

다리 베개와 허리 베개

통증 부위 ✖ 척추(목, 등, 허리), 무릎, 발목·발

BAD 다리 베개는 무릎이나 종아리 아래에 넣어 다리에 생기는 부종을 줄이는 효과가 있을 수 있지만, 허리와 무릎, 발목에는 좋지 않다. 우선 다리가 들어 올려지면 골반이 뒤로 넘어가면서 요추전만을 없애 등이 굽어져 허리 디스크 손상을 만들 수 있다. 또한 자는 동안 다리를 올리는 자세를 장시간 유지하면 고관절과 무릎은 굽혀지고 발목은 발바닥 쪽으로 굽어져, 허리와 다리를 잇는 장요근과 허벅지 뒤쪽 근육인 슬괄근(햄스트링), 종아리 근육인 비복근과 가자미근을 짧게 만들 수 있다. 이는 허리 통증을 심하게 하고, 무릎이 뒤로 젖혀지게 만들어 무릎에 부담을 주며, 발바닥 통증을 만들기도 한다.

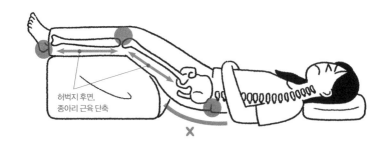

허벅지 후면,
종아리 근육 단축

천장을 보고 누워 허리 밑에 베개를 두는 것은 상처 난 디스크를 붙이는 가장 좋은 자세다. 바른 자세로 누웠을 때 가장 높이 들리는 3번 혹은 4번 요추 위치에 허리 베개를 두어 허리 정상 곡선인 요추전만을 만들어준다.

그런데 허리 베개가 너무 낮거나 높아도, 혹은 딱딱해도 허리가 더 아플 수 있다. 얇으면서 푹신한 재질로 된 베개로 시작해 아프지 않은 범위 내에서 조금씩 높여 최적의 높이를 찾는 게 좋다. 푹신한 쿠션이 없을 때는 수건을 접어서 사용할 수 있다. 하지만 수건도 상당히 딱딱한 편이라 사용 시 불편감이 있다면 피해야 하고 나무, 플라스틱 같은 단단한 재질의 베개 역시 사용하지 않는 것이 좋다.

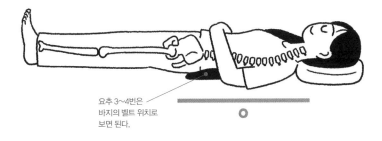

요추 3~4번은
바지의 벨트 위치로
보면 된다.

#47

천장을 보고 자기

통증 부위 ✖ 척추(목, 등, 허리), 어깨, 팔꿈치, 손목, 골반·고관절, 무릎, 발목

BAD 팔을 번쩍 올려 만세 자세를 하고 자면 팔과 함께 어깨도 들려서 목과 어깨 사이 근육이 과하게 수축한다. 그러면 이 부위에 불편감이 생기고, 어깨충돌증후군도 생길 수 있다. 팔꿈치와 손목을 심하게 구부리거나 꺾어 머릿밑에 넣고 자는 자세도 상체 관절에 부담을 줄 수 있다.

목과 허리를 양옆으로 돌리거나 구부리는 자세도 척추 디스크에 손상을 만들며, 무릎과 발목을 과하게 돌리는 자세는 하체 근육의 단축 및 부정렬을 만들어 통증을 유발할 수 있다.

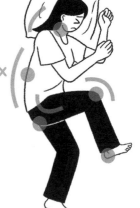

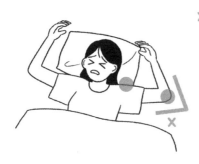

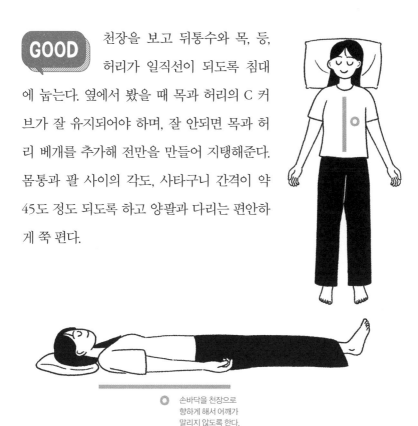

GOOD 천장을 보고 뒤통수와 목, 등, 허리가 일직선이 되도록 침대에 눕는다. 옆에서 봤을 때 목과 허리의 C 커브가 잘 유지되어야 하며, 잘 안되면 목과 허리 베개를 추가해 전만을 만들어 지탱해준다. 몸통과 팔 사이의 각도, 사타구니 간격이 약 45도 정도 되도록 하고 양팔과 다리는 편안하게 쭉 편다.

○ 손바닥을 천장으로
향하게 해서 어깨가
말리지 않도록 한다.

보너스 팁

① 엎드려 자면 안 돼요!
엎드려 자는 자세는 척추를 일직선으로 두면 베개를 통해 숨쉴 수 없으므로 고개를 한쪽으로 돌릴 수밖에 없다. 이 자세를 장시간 유지하면 목 디스크 손상이 발생할 수 있고, 목과 어깨의 근육을 뭉치게 해서 통증을 만든다.
또한 머리와 목에 압박이 가해져 안압을 상승시켜 시신경이 손상되는 녹내장 발병 위험이 커지고, 땀이나 비듬으로 인해 박테리아가 번식하고 있는 베개에 얼굴을 대고 자면 여드름 등의 피부 질환도 생길 수 있다.

② 베개 안고 자기
엎드려 자는 습관이 있다면 바로 누웠을 때 잠들기 어려울 수 있다. 베개 안에 책을 넣어서 무게감을 만든 후 그 베개를 가슴 위에 두고 안고 자보자. 마음이 안정되면서 잠이 올 것이다.

옆으로 자기

통증 부위 ✖ 척추(목, 등, 허리), 어깨, 팔꿈치, 손목, 골반·고관절, 무릎, 발목

BAD 옆으로 누워 자면 척추가 뒤틀리기 쉽고, 아래에 깔린 팔의 혈관과 신경이 눌려 팔이 저리거나 감각이 사라지는 증상, 깔린 어깨의 통증 등을 일으킬 수 있다.

특히 목과 등, 허리를 구부리고, 팔과 다리를 접어 웅크려 자는 자세는 척추와 팔, 다리 관절에 좋지 않다.

상체나 하체만을 돌려서 옆으로 자면 허리가 비틀어져 허리 디스크 손상을 만들 수 있다. 팔을 어깨보다 높게 들면 어깨충돌증후군을, 팔을 베개나 머릿밑에 깔면 목과 팔의 관절에 통증을 만들 수 있다.

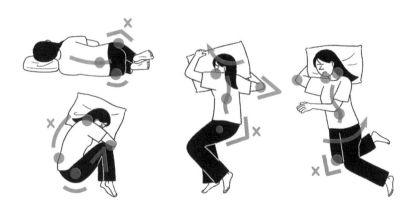

옆으로 누워서 잘 때는 자신에게 맞는 베개를 베고, 필요하다면 허리 밑에도 허리 베개를 받쳐서 머리와 등과 허리가 일직선이 되도록 만들 수 있다.

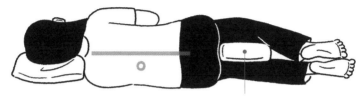

허리 뒤틀림 방지를 위해서 다리 사이에 쿠션이나 베개를 넣어 올리는 것도 좋다.

이럴 때는 옆으로 자면 좋아요!

① 코골이와 수면 무호흡증

천장을 보고 자면 혀가 아래로 떨어지면서 기도를 좁게 만들어 증상이 심해진다. 옆으로 누우면 기도가 넓어지기 때문에 좋다.

② 역류성식도염

식도가 아래로 가도록 왼쪽으로 돌아 누워 자는 게 좋다. 위는 식도보다 왼쪽에 위치해서 왼쪽으로 누우면 위산이 위의 움푹한 부위로 쏠려 식도를 통해 역류하는 것을 줄일 수 있다.

③ 이석증

이석증은 신체의 회전을 담당하는 반고리관으로 몸의 균형을 잡는 이석이 들어가는 질환이다. 이석증이 발병한 귀가 천장을 향하도록 하고 자면, 반고리관이 이석기관보다 위에 위치해서 이석이 반고리관으로 굴러 들어갈 위험을 줄일 수 있다.

#49

옆으로 돌아눕기

통증 부위 ✖ 척추(목, 등, 허리), 골반

 목이 먼저 따로 돌거나, 몸보다 늦게 돌려지면 목 디스크 손상이 생길 수 있다.

하체가 먼저 돌고 상체가 따라가거나, 상체가 돌고 하체가 따라가게 되면 허리가 비틀어져 허리 디스크 손상이 생길 수 있다.

양다리를 벌려서 따로 돌면 골반이 벌어져 통증이 발생할 수 있다.

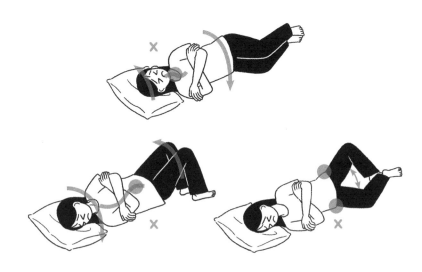

다음의 자세를 자주 연습해서 잠자는 중에도 자연스럽게 나올 수 있도록 몸에 익힌다.

① 양 무릎을 살짝 접어 무릎을 붙여 세운다. 양팔은 가슴 앞에서 접어서 양손으로 서로 반대쪽 팔을 가볍게 잡는다.

② 양 무릎 사이를 딱 붙인 채 복부에 힘을 주어 상·하체를 고정한 채 머리와 몸통, 다리를 한꺼번에 옆으로 돌린다.

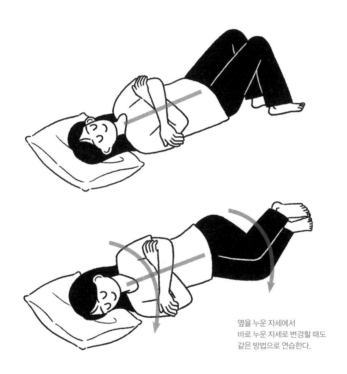

옆을 누운 자세에서
바로 누운 자세로 변경할 때도
같은 방법으로 연습한다.

Part 2

습관처럼 하는 그 자세 때문입니다

우리는 직장이나 직업과 관련된 일을 하는 것 외에도 집에서도 휴일에도 바삐 지냅니다. 예를 들어 요리나 청소, 빨래 등 집안일은 해도 해도 끝이 없지요. 또 아이를 키우는 집은 눈코 뜰 새가 없을 겁니다. 반려식물이나 반려동물을 키운다면 일이 더 늘어나고요. 반복적으로 계속해서 해야 하는 이런 집안일을 하는 동안에도, 바른 자세를 알고 익히지 않았다면 우리는 무심코 나쁜 습관대로 자세를 취하게 됩니다. 습관은 참 무섭습니다. 이런 나쁜 습관은 우리 몸을 망가트리고 통증을 만들거든요. 우리를 꼭 닮은 보통 씨는 어떤 습관을 지니고 있는지 함께 살펴볼까요?

chapter 6

집안일 할 때 이래서 아픕니다

■

장 보기부터 요리·청소·빨래까지

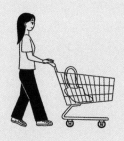

오늘은 즐거운 주말입니다. 보통 씨는 장을 보기 위해 오랜만에 마트에 갔어요. 카트에 비스듬히 기대어 쇼핑하다 보니 어느새 물건이 가득합니다. 주말이라 모두 장 보러 나왔는지 계산대마다 줄이 기네요. 그나마 짧은 줄을 찾아 카트를 밀며 그쪽으로 방향을 트는데 허리와 무릎이 시큰합니다. 놀라서 잠시 서 있다 보니 조금 괜찮아진 거 같아요. 계산하면서 쓰레기봉투를 하나만 사서 좀 많다 싶은 짐을 우겨 넣었습니다. 그 봉투를 드는 순간 한쪽으로 몸이 기우뚱합니다. 낑낑대면서 간신히 집에 왔지만 역시나 허리가 말썽입니다.

쇼핑에 에너지를 쏟았더니 출출합니다. 간단하게 라면이나 끓여 먹고 밀린 집안일을 해야겠다 싶어서 편수 냄비를 찾는데 보이지 않네요. '아, 위쪽 찬장에 두었지!' 하고 손을 머리 위로 뻗어서 냄비를 꺼내는데 어깨가 아파집니다. 라면을 맛있게 먹고 설거지하는데, 오래된 집이라 싱크대가 워낙 낮아서 허리에 무리가 오기 시작했어요. 얼른 마치고 소파에 앉아서 잠시 쉬려는데, 새로 산 카펫 위에 언제 떨어트렸는지 라면 국물 자국이 눈에 띕니다. 손걸레를 집어서 웅크리고 앉아서 닦고는 허리를 부여잡고 일어났습니다. 걸레를 빨다 보니 냄비를 꺼낼 때 뜨끔했던 어깨와 고질인 손목마저 아프기 시작합니다.

인터넷으로 주문한 화분이 생각보다 커서 나를 때부터 허리가 삐끗했지만, 초록색을 보니 아픔이 싹 가실 정도로 기분이 좋습니다. 같이 산 물뿌리개도 여간 큰 것이 아니어서 물을 욕심껏 담아 화분에 물을 주다가 다시 한번 허리와 손목을 삐끗하고 말았습니다.

#50

카트 밀기

통증 부위 ✖ 척추(목, 등, 허리), 어깨, 팔꿈치, 손목

BAD 허리와 등을 구부려 양팔이나 상체를 손잡이에 기댄 채 무거운 카트를 미는 자세는 나쁜 자세다. 구부정한 자세는 허리 디스크 손상을 만들 수 있고, 카트와 물건뿐 아니라 상체의 무게까지 어깨와 팔꿈치 관절을 짓누르므로 상체 관절에 부담을 준다. 또한 한쪽으로 가방을 메고 카트를 끌면 척추가 한쪽으로 기울기 쉽고 어깨 통증을 만들 수 있다.

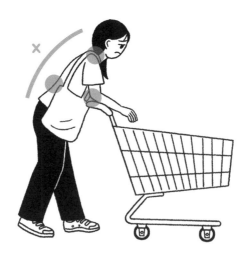

목과 허리를 일직선으로 펴고 팔꿈치를 살짝 구부려 양

팔을 몸통에 붙인다. 아래팔과 양손이 일직선이 되도록

유지한 채 카트 손잡이를 잡는다. 만년 복대 자세(130쪽 참고)를 만들

어 코어를 단단하게 한 후 허리를 구부리지 않고 팔과 다리의 힘으로

카트를 민다.

만약 카트가 키에 비해 낮다면 허리를 편 채로 고정하고 힙 힌지를 이

용해 고관절을 살짝 굽혀서 민다.

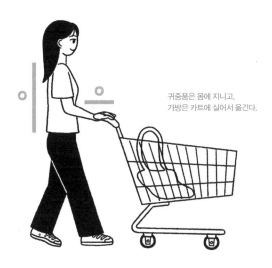

귀중품은 몸에 지니고,
가방은 카트에 실어서 옮긴다.

보너스 팁

① 바구니보다는 카트로 쇼핑하기!

마트 바구니는 물건을 담아 한쪽 손이나 팔에 걸어 사용해야 하므로 짐을 든 쪽 어깨에 통증이 발
생할 수 있고, 척추 균형이 무너질 수 있다. 사야 할 물건의 무게가 어느 정도 된다면 카트를 사용
하자.

② 개인 장바구니 카트 이용하기!

시장이나 작은 가게 등 카트가 없는 곳에서 쇼핑할 때는 개인 장바구니 카트를 이용하면 좋다. 끌
지 말고 바른 자세로 밀면 허리의 부담을 좀 더 줄일 수 있다.

#51

카트 방향 바꾸기

통증 부위 ✖ 척추(목, 등, 허리), 골반·고관절, 무릎, 발목·발·발가락

BAD 카트의 방향을 바꿀 때 목과 허리를 비틀면 디스크 손상이 생길 수 있다. 특히 물건이 들어 있다면 몸이 회전하는 카트의 긴 궤적을 따라 돌 수밖에 없는데, 이때 카트의 어정쩡한 각도와 방향을 맞추는 과정에서 목과 허리가 비틀어져 디스크 손상이 생길 수 있다. 다리가 꼬여 고관절과 무릎, 발목 등 하지 관절에 부담을 줄 수도 있다. 무릎이 비틀어진 채 힘이 가중되면 무릎 주변 인대 손상으로 관절을 지지하는 힘이 약해지므로 연골과 연골판 손상으로 이어질 수 있다. 그러면 무릎 관절염으로 진행될 가능성이 커진다.

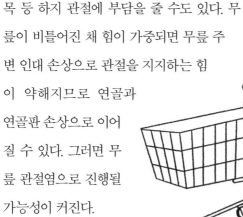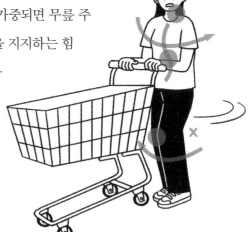

① 회전 방향 반대쪽 손을 회전하는 방향 쪽으로 밀면서 손잡이를 놓는다. 손을 놓은 쪽 아래 발은 카트의 무게 부담이 줄기 때문에 회전하는 쪽으로 방향을 바꾼다.

② 그 뒤 반대쪽 발도 회전 방향을 같이 따라오면 몸을 비틀지 않고 방향을 바꿀 수 있게 된다.

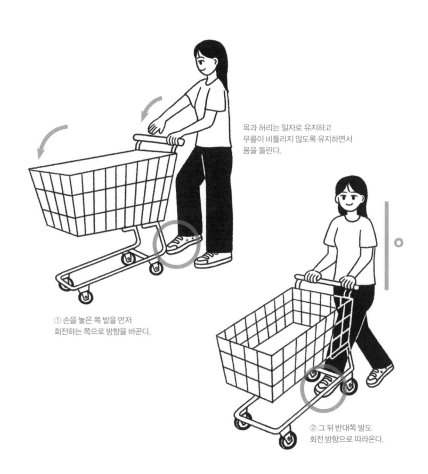

목과 허리는 일자로 유지하고 무릎이 비틀리지 않도록 유지하면서 몸을 돌린다.

① 손을 놓은 쪽 발을 먼저 회전하는 쪽으로 방향을 바꾼다.

② 그 뒤 반대쪽 발도 회전 방향으로 따라온다.

#52

무거운 봉투 들기
(장바구니 들기, 쓰레기봉투 버리기)

통증 부위 ✖ 척추(목, 등, 허리), 어깨, 팔꿈치, 손목·손가락

BAD 무거운 봉투(장바구니나 쓰레기봉투)는 허리를 구부려 한쪽 팔 힘으로만 들어 올리면 안 된다. 척추가 구부러진 채로 한쪽으로 힘을 받아 비틀어지면서 디스크 손상을 만들기 때문이다. 봉투의 무게를 한쪽 팔로 지탱하므로 팔 관절들의 부담을 늘린다. 또한 떨어뜨리지 않으려고 손목을 비틀어 손가락으로 꽉 움켜쥐면 팔꿈치와 손목, 손가락에 건염 및 관절염이 발생할 수 있다.

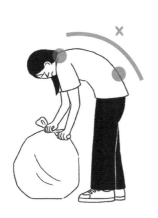
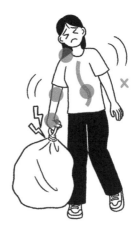

GOOD 무거운 봉투는 좌우 균형을 맞추어 두 개로 나눈다.

두 봉투 사이에 선다. 목과 허리를 일직선으로 유지한 채 힙 힌지를 이용해 고관절과 무릎을 구부린다. 손목을 일직선으로 유지하고 손가락을 손잡이에 가볍게 건다. 허리를 일직선을 유지한 채 복부에 힘을 주면서 고관절과 무릎을 편다. 양팔을 펴고 봉투를 최대한 몸에 가깝게 붙인 채, 몸이 한쪽으로 기울어지지 않도록 주의하면서 봉투를 옮긴다.

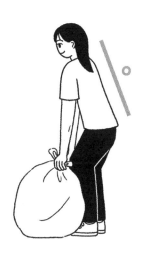
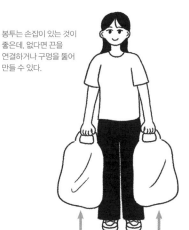

봉투는 손잡이 있는 것이 좋은데, 없다면 끈을 연결하거나 구멍을 뚫어 만들 수 있다.

보너스 팁

① 허리 통증이 심하다면 수레나 바퀴 달린 장바구니를!
물건을 들어 올리는 동작은 좋은 자세로 해도 허리 디스크에 부담을 줄 수 있으므로 통증이 심하다면 최대한 안 하는 것이 좋다. 대신 바퀴 달린 제품을 이용해서 물건을 옮기는 게 좋다.

② 박스 분리수거는 옆구리로!
종이 박스를 버릴 때는 박스를 접어서 작은 박스를 큰 박스 사이에 끼워 넣어 부피를 줄인 뒤, 겨드랑이 사이에 넣고 팔을 몸에 붙여 옮긴다.

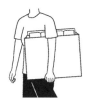

#53

서서 주방일 하기
(요리, 설거지 등)

통증 부위 ✖ 척추(목, 등, 허리), 어깨, 팔꿈치, 손목, 골반·고관절, 무릎, 발목

BAD 몸에 비해 낮은 조리대 또는 싱크대에서 일하거나 장시간 주방 일을 하다 보면 처음에는 바른 자세로 시작했다 해도 자세가 흐트러지게 된다. 목과 허리를 굽혀 몸을 앞으로 구부

정하게 하거나, 짝다리 또는 몸을 틀어서 삐딱하게 선 자세로 바뀌기 쉽다. 그러면 목과 허리 통증뿐 아니라 어깨 결림이 발생할 수 있고, 무거운 냄비를 들어 닦거나 칼질 등 힘을 가하는 일을 할 때 제대로 힘을 주기 어렵다.

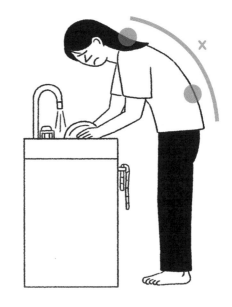

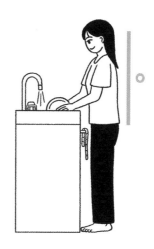

GOOD 조리대와 싱크대는 자신에게 맞는 높이를 사용하는 것이 좋다. 조리대나 싱크대 앞에 바로 섰을 때 팔꿈치보다 5~10cm 정도 낮은 높이가 적당하다. 이 높이에서는 양발을 바닥에 붙이고 다리를 약간 벌린 채, 목과 허리를 일직선으로 유지하고 가슴과 어깨를 반듯하게 펴서 주방 일을 한다.

작업대가 내 키보다 너무 높다면 적정 높이로 맞출 수 있도록 발판을 깐다. 작업대가 낮다면 요추전만을 유지하면서 무릎이 많이 튀어나오지 않도록 힙 힌지 자세로 고관절과 무릎 관절을 가볍게 굽힌다. ('30. 몸을 낮춰서 일하기' 129쪽 참고)

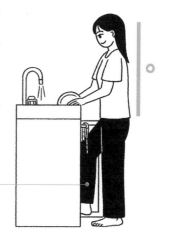

장시간 일할 때는 싱크대 문을 열고 한쪽 다리씩 번갈아 싱크대 하단에 올리면 목과 허리를 편 자세를 좀 더 쉽게 유지할 수 있다.

보너스 팁

① 양발을 편하게 바닥에 붙이려면?
장시간 서 있어야 할 때는 푹신한 발 매트를 까는 것이 좋다.

② 명절에도 쪼그려 앉지 말자!
오래 걸리는 일은 본인의 앉은키에 맞는 식탁 위에 기구를 올려놓고 의자에 앉거나, 서서 하는 것이 좋다.

③ 일을 줄이자!
허리 통증이 심하다면 일을 줄이거나 다른 가족의 도움을 받는 것도 좋다.

#54

칼질하기

통증 부위 ✖ 척추(목, 등, 허리), 어깨, 팔꿈치, 손목·손가락

BAD
칼질할 때 고개를 너무 숙이거나 앞으로 빼거나 옆으로 꺾지 않아야 한다. 또한 집중하면서 허리가 구부러지기 쉬운데 이는 디스크 손상을 일으킨다.

어깨에 힘을 주어 팔을 올리고 내려치는 '누르는 칼질'은 어깨충돌증후군을 일으킬 수 있으며, 목과 어깨 주변 근육을 지속해서 긴장시켜 불편감을 만든다. 또한 칼이 도마에 닿을 때 충격이 팔에 그대로 전달되어 팔 관절에 부담을 준다.

양팔이 몸통과 멀리 떨어져 있으면 움직임이 고정되지 않고 팔 전체가 흔들리기 쉬워 어깨와 팔꿈치에 부담이 커질 수 있고, 손목이 꺾이거나 칼자루를 꽉 쥐게 되어 손목과 손 관절 손상 위험을 높일 수 있다.

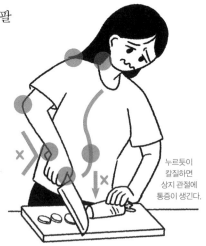

누르듯이 칼질하면 상지 관절에 통증이 생긴다.

192

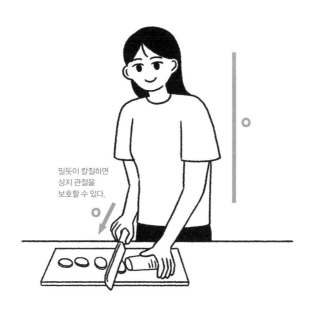

GOOD 칼질할 때는 목과 허리를 펴고 양어깨를 편안하게 내린다. 팔꿈치를 몸통에 붙이고 아래팔과 손은 일자로 손목을 고정한 채, 팔꿈치를 펴는 힘으로 '미는 칼질'을 한다.

밀듯이 칼질하면 상지 관절을 보호할 수 있다.

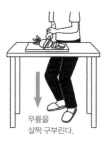

보너스 팁

① 단단한 재료 자르기

무나 단호박과 같은 딱딱한 재료는 칼자루를 쥔 손목이 꺾이지 않도록 반대 손으로 고정하고, 힘을 줄 때 무릎을 살짝 구부려 체중을 실어 자른다. 관절의 부담을 줄이기 위해서는 잘 드는 칼을 사용한다.

② 재료를 대각선 방향으로 놓고 자르기

재료를 도마와 평행하게 두고 자르면 도마의 중간 정도부터는 손목이 꺾여서 좋지 않다. 오른손잡이는 우측 상단에서 좌측 하단으로, 왼손잡이는 좌측 상단에서 우측 하단 대각선 방향으로 칼을 진행한다.

무릎을 살짝 구부린다.

193

#55

웍질 하기

통증 부위 ✖ 척추(목, 등, 허리), 어깨, 팔꿈치, 손목·손가락

BAD 웍을 잡을 때 손등이 천장을 보도록 손잡이를 잡으면, 손목이 꺾이게 되어 쉽게 통증이 생길 수 있다. 웍질을 할 때는 손목 관절을 이용해 반복적으로 굽혔다 펴면서 프라이팬을 들고 흔들지 않아야 한다.

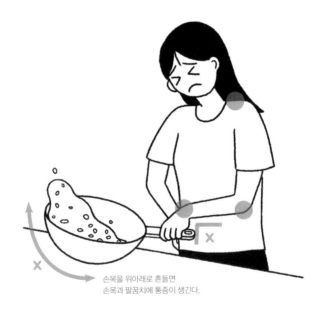

손목을 위아래로 흔들면
손목과 팔꿈치에 통증이 생긴다.

① 웍은 가볍게 잡는다. 손잡이는 엄지손가락이나 손바닥이 천장을 보도록 잡아, 손과 아래팔이 일직선으로 되어 손목이 꺾이지 않게 한다.

② 손목을 고정한 채, 팔을 몸통과 가까이 놓고, 어깨 관절을 이용해 웍을 위로 들지 말고 대각선으로 당겨 볶는다. 고정식 화구라면 웍을 화구에 밀착시켜 당기면 어깨의 부담을 줄일 수 있다.

③ 재료를 섞을 때도 손목을 고정하고 어깨로 웍을 앞뒤로 흔들어 준다.

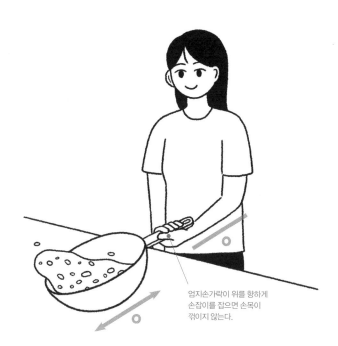

엄지손가락이 위를 향하게 손잡이를 잡으면 손목이 꺾이지 않는다.

#56

찬장에 물건 올리고 내리기

통증 부위 **✖ 어깨**

BAD 어깨높이보다 높은 찬장에 물건을 자주 올리고 내리면
어깨에 충돌증후군이 발생할 수 있으며, 심할 경우 회전
근개 파열로 진행될 수도 있다.

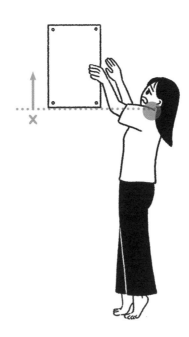

GOOD 안정감이 있는 발 받침대를 사용해, 찬장에 팔을 뻗었을 때 어깨높이보다 팔의 높이가 낮아지는 상태까지 몸을 높여서 일한다. 그릇이나 냄비 등 물건을 올리고 내릴 때는 허리를 편 채, 힙 힌지 자세로 고관절을 접고 펴서 옮긴다.

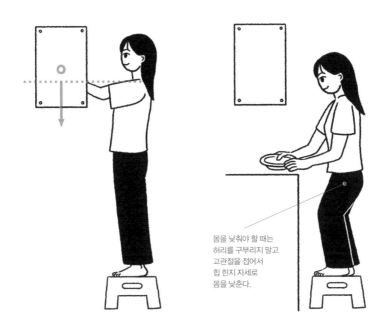

몸을 낮춰야 할 때는 허리를 구부리지 말고 고관절을 접어서 힙 힌지 자세로 몸을 낮춘다.

보너스 팁

① 자주 쓰는 물건은 싱크대 옆이나 첫 번째 서랍에!
자주 쓰는 물건은 바로 섰을 때 어깨높이보다 낮은 곳인 싱크대 옆이나 첫 번째 서랍에 넣어 보관하면 허리와 어깨 통증을 예방할 수 있다.

② 병뚜껑 따기는 아래쪽을 잡아서!
병뚜껑을 딸 때 팔꿈치는 몸통에 가까이 붙여 지지하고 병뚜껑의 위쪽이 아닌 아래쪽을 잡고 돌리면 팔꿈치와 손목의 부담을 줄일 수 있다.

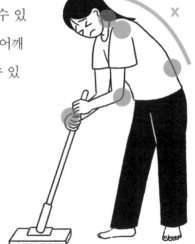

#57

진공청소기와 대걸레 사용하기

통증 부위 ✖ 척추(목, 등, 허리), 어깨, 팔꿈치, 손목

BAD 진공청소기나 대걸레를 사용하더라도 청소하는 바닥에 집중하다 보면 머리와 허리가 구부정해져 디스크 손상이 생길 수 있다. 특히 자루 길이가 짧으면 상체를 더 숙이게 되어 허리와 목 관절에 좋지 않다.

팔 힘만으로 청소기(혹은 대걸레)를 밀면 손목이 틀어지거나 손가락으로 자루를 꽉 쥐게 되어 팔꿈치와 어깨에도 부담이 늘어 통증을 만들 수 있다. 또한 팔을 지나치게 뻗으면 어깨부담이 늘고, 허리가 구부러질 수 있으므로 주의한다.

허리를 비틀어 여러 방향으로 전환하며 청소하면 허리에 부담을 준다.

허리를 굽히지 않고 넓은 면적을 청소하기 위해서는 자
루 길이가 충분히 긴 청소 도구를 이용해야 한다. 목과
허리를 곧게 편 채로 고정하고, 힙 힌지 자세로 고관절과 무릎을 살짝
굽혀 하체에 힘을 주어 청소한다. 방향을 바꿀 때는 청소하고자 하는
방향을 먼저 확인하고 목과 허리는 일자로 유지한 채 발로 방향을 바
꾼다.

몸을 낮춰야 할 때는 등을 똑바로 펴고 한 손으로
벽이나 소파 등을 잡아 몸을 받치면서 힙 힌지
자세로 고관절과 무릎을 더 굽힌다.

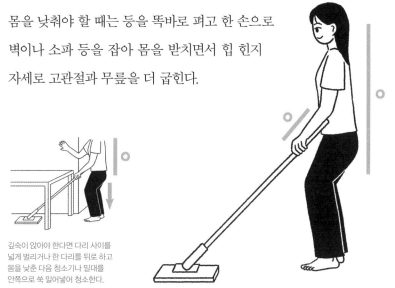

깊숙이 앉아야 한다면 다리 사이를
넓게 벌리거나 한 다리를 뒤로 하고
몸을 낮춘 다음 청소기나 밀대를
안쪽으로 쏙 밀어넣어 청소한다.

보너스 팁

① 대걸레는 어떤 걸로 사야 할까?
자루 부분이 굵고 탄탄한 재질이 좋다. 그래야 밀 때 자루가 휘지 않아 힘이 덜 들어 손잡이를 너
무 강하게 쥐거나 손목을 비틀지 않게 된다.
② 진공청소기는 어떤 것을 살까?
연장관의 길이 조절이 가능한 무선 청소기가 좋다. 본체 연결 호스로 몸을 틀어야 하거나 본체를
당길 때 허리를 굽히지 않아도 되기 때문이다.
③ 비질은 어떻게 해야 할까?
손목은 일자로 고정하고 어깨를 이용해 팔 전체로 비질한다. 비질할 곳에 가능한 한 가까이 가서
허리를 굽히거나 팔을 뻗지 않은 채 비질한다.

58

손걸레질 하기

통증 부위 ✖ 척추(목, 등, 허리), 어깨, 팔꿈치, 손목·손가락,
골반·고관절, 무릎, 발목

BAD 손걸레질 할 때는 대부분 허리를 굽히고 무릎을 쪼그려 앉아서 하게 되는데, 이 자세는 허리 디스크 손상과 골과 무릎, 발목 관절의 손상 위험을 높인다. 여기에 팔꿈치와 손의 힘으로만 걸레질하면 팔꿈치 통증과 손목, 손가락 통증까지 생길 수 있다.

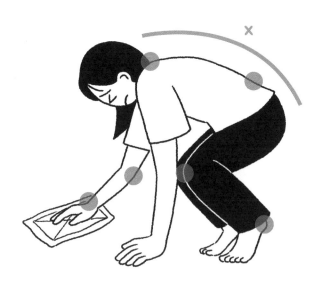

GOOD 앉아서 걸레질하기는 무릎과 허리에 좋지 않기 때문에 될 수 있는 대로 하지 않는 것이 좋다. 어쩔 수 없이 손 걸레로 바닥을 닦아야 한다면 양 무릎을 바닥에 대고 허리를 쭉 펴서 한다. 팔과 등을 이용해 원을 그리거나 세로 방향으로 걸레질하면 힘이 덜 든다.

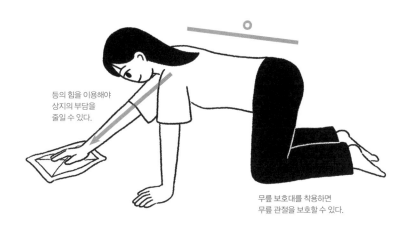

등의 힘을 이용해야 상지의 부담을 줄일 수 있다.

무릎 보호대를 착용하면 무릎 관절을 보호할 수 있다.

보너스 팁

걸레 짜기는 수직으로!
걸레를 짤 때 팔꿈치를 몸통이 가까이 붙인 채, 가로 방향이 아닌 수직으로 세워서 돌려 짠다. 이 자세는 팔꿈치를 몸통에 지지해서 안정성을 높일 수 있고, 팔꿈치와 손목 관절을 과도하게 비틀지 않아도 돼서 관절과 근육에 무리를 주지 않는다.

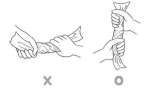

#59

세탁기 사용하기

통증 부위 ✖ 척추(목, 등, 허리)

BAD 세탁기에 세탁물을 넣거나 꺼낼 때 목과 허리를 구부리
면 디스크 손상을 만들 수 있다.

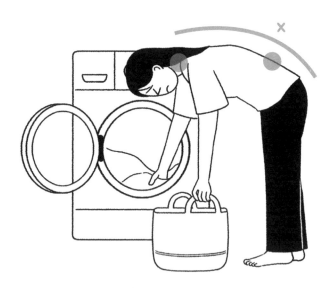

202

GOOD 세탁기 앞쪽에서 세탁물을 넣고 꺼낼 때는 '30. 몸을 낮춰서 일하기'(131쪽)에서 연습한 것처럼 만년 복대를 한 채 한발을 한 발짝 뒤로 보낸 뒤 무릎을 바닥에 대고 고관절을 접어서 힙 힌지로 앉은 자세로 한다.

또는 한 손으로 세탁기를 잡은 채, 만년 복대를 한 상태에서 한쪽 발을 뒤로 들면서 고관절을 접어 상체를 앞으로 기울여서 세탁물을 넣고 꺼낸다.

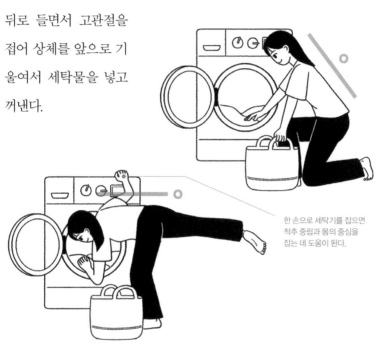

한 손으로 세탁기를 잡으면 척추 중립과 몸의 중심을 잡는 데 도움이 된다.

보너스 팁

① 세탁기는 어떤 걸로 사야 할까?
위로 문을 여닫는 형태의 세탁기는 아무리 자세를 바꿔봐도 허리를 굽히지 않고는 세탁물을 꺼낼 수 없으므로 앞쪽에 문이 달린 종류를 더 추천한다. 허리 통증이 있지만 이미 위로 여닫는 세탁기를 사용하고 있다면 세탁물을 꺼낼 때 긴 집게를 사용하면 좋다.
② 세탁은 자주!
세탁물이 쌓여서 많은 양을 넣고 빼려면 오래 걸려서 관절이 무리가 갈 수 있으므로 조금씩 자주 세탁하는 것이 좋다.

#60

손빨래하기

통증 부위 ✖ 척추(목, 등, 허리), 어깨, 팔꿈치, 손목·손가락, 골반·고관절, 무릎, 발목·발

BAD 목과 허리를 구부리고 무릎을 굽혀 쪼그려 앉아서 하는 손빨래는 디스크 손상과 무릎 퇴행성관절염의 위험을 높인다. 웅크리는 자세는 어깨를 앞으로 말아 굽은 어깨를 만들고, 빨랫감을 양손으로 쥐고 세게 문지르는 동작은 어깨부터 팔꿈치, 손목, 손가락 관절에 부담을 준다.

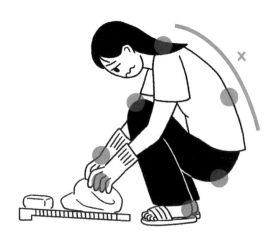

가능한 한 세탁기를 사용하고, 간단한 빨래는 세면대에
서 바로 선 자세로 빠는 것이 좋다.

어쩔 수 없이 앉아서 빨아야 할 때는 쭈그려 앉지 말고 목과 허리를 펴
고, 무릎은 펴거나 살짝 구부린 채 의자에 앉아서 한다. 가슴을 펴고
어깨는 힘을 빼서 자연스럽게 늘어트린 채 양팔을 몸통에 최대한 붙여
서 빨래한다.

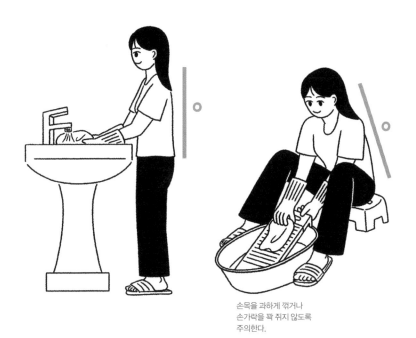

손목을 과하게 꺾거나
손가락을 꽉 쥐지 않도록
주의한다.

보너스 팁 ◇◇◇

빨래판을 사용하자!
양손을 쥐고 세탁물을 비비다 보면 손목이 꺾이거나 손가락에 힘이 많이 들어갈 수 있으므로 빨래
판을 이용하면 좋다. 하지만 빨래판을 바닥에 놓고 사용하는 경우 몸을 웅크려야 하므로 세면대에
놓고 높이를 맞춰 쓰거나, 손에 들고 세탁할 수 있는 제품을 이용한다.

#61

빨래 널기

통증 부위 ✖ **척추(목, 등, 허리), 어깨**

BAD 빨래 건조대가 어깨높이보다 높이 있으면 어깨에 부담을 주고, 빨래를 집어 올려 널기를 반복하게 되면 목을 계속 구부렸다 펴야 하므로 목 디스크 손상도 발생할 수 있다. 또한 빨래 바구니를 바닥에 두면 반복적으로 허리를 숙여 빨랫감을 집어야 하므로, 무심코 허리를 구부렸다가 허리 디스크 손상을 만들 수도 있다.

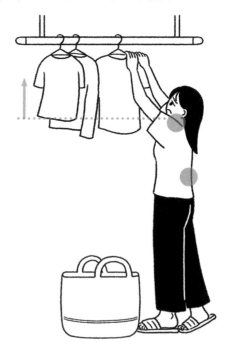

GOOD 건조대는 높이를 조절해서 어깨높이보다 낮은 가슴 높이 정도로 위치시킨다. 허리를 펴서 고정한 채 힙 힌지로 양쪽 고관절과 무릎 굽히거나, 한 다리를 들면서 힙힌지 자세로 반복적으로 빨래 바구니에서

빨래를 꺼내는 것도 좋다.

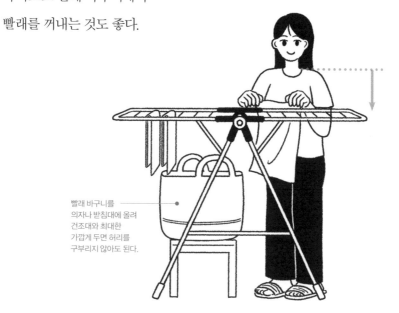

빨래 바구니를 의자나 받침대에 올려 건조대와 최대한 가깝게 두면 허리를 구부리지 않아도 된다.

보너스 팁

① 옷장 정리
옷장을 정리할 때도 마찬가지로 어깨와 목, 팔의 통증을 예방할 수 있다. 옷걸이 봉을 낮추거나, 집게를 사용하거나, 낮은 발 받침대를 놓고 올라가 옷을 걸고 내리면 된다.

② 서랍장 사용
자주 입는 옷들은 허리를 굽히지 않고 넣고 꺼낼 수 있는 위치에 보관한다. 낮은 위치의 서랍장에서 옷을 꺼내고 넣을 때는 고관절과 무릎을 굽혀 허리를 편 채로 한다.

③ 세탁물 개기
바닥에 웅크려 앉아서 세탁물을 개지 말자. 식탁이나 책상에 올린 뒤 바른 자세로 앉거나 서서 개는 게 좋다.

④ 다림질하기
옷을 바닥에 놓고 앉아서 하는 다림질은 피하고, 서거나 의자에 앉아서 한다.

#62

식물 돌보기

통증 부위 ✖ 척추(목, 등, 허리), 어깨, 팔꿈치, 손목,
골반·고관절, 무릎, 발목·발·발가락

BAD 가지치기, 분갈이 등 식물을 돌보다 보면 대부분 식물은 줄기 높이가 사람 키보다 낮으므로 고개와 허리를 숙여야 하거나 무릎을 굽혀 쪼그려 앉을 수밖에 없다. 이 자세들은 목과 허리의 디스크 질환을 만들 수 있고, 무릎과 발목 관절의 손상을 일으킨다. 때에 따라 바닥에 양반다리를 하고 장시간 앉기도 하는데, 바닥에 앉는 자세는 허리가 굽기 쉬우므로 허리 통증 환자는 반드시 피해야 할 자세다.

잠깐씩 식물을 돌봐야 할 때는 '30. 몸을 낮춰서 일하기'(130쪽)에서 배운 힙 힌지로 몸을 낮춰서 작업할 수 있다.

장시간 식물을 돌봐야 할 때는 자신의 키에 맞는 작업대에 올려놓고 바른 자세로 서서 하거나, 의자에 바른 자세로 앉아서 하는 것이 좋다. ('21. 의자에 앉아서 일하기' 101쪽, '22. 작업대 높이' 105쪽 참고)

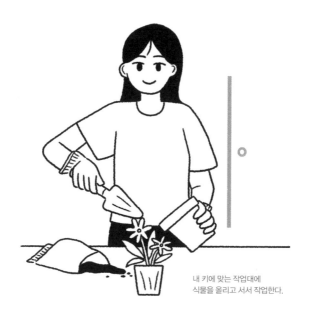

내 키에 맞는 작업대에
식물을 올리고 서서 작업한다.

보너스 팁

만세 자세로 식물을 돌봐야 할 때는 사다리로 몸을 높이기!
나무에 접붙이거나, 과일나무에서 열매를 따는 등 양팔을 머리 위로 올리고 장시간 일을 하면 어깨에 충돌증후군이 발생해 심할 경우 회전근개 파열로 진행될 수 있다. 작업할 곳에 팔을 뻗었을 때 어깨높이보다 팔의 높이가 낮아지도록 안정감이 있는 사다리나 발 받침대로 몸을 높여서 일하자.

#63

화분 옮기기

통증 부위 ✖ 척추(목, 등, 허리), 어깨, 팔꿈치, 손목,
골반·고관절, 무릎, 발목·발·발가락

BAD 식물을 키우다 보면 화분 받침의 물이 넘쳐 화분을 들
어내야 하거나 볕이 잘 드는 곳으로 화분을 옮겨야 하
는 때가 있다. 크고 무
거운 화분을 허리를
굽혀 들어 올리면 척
추에 순간적으로 강
한 힘이 실리면서 척
추 디스크 손상이 발
생할 위험이 있다.

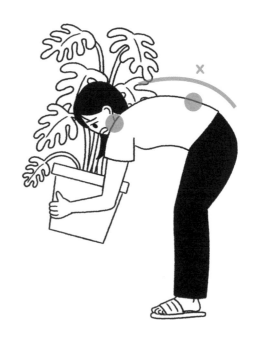

GOOD 작은 화분은 다리를 벌리고 그사이에 화분을 둔 후 허리는 편 채로 유지하면서 고관절과 무릎 관절을 구부려 앉은 후 화분을 최대한 몸에 가까이 붙여 들고 일어난다. 이때 양팔을 옆구리에 최대한 붙여 화분의 무게를 몸으로 지탱하면서 나른다. ('35. 무거운 물건 들고 내리기' 143~145쪽 참고)

이동 시 방향을 바꿔야 한다면 목과 허리는 일자로 유지한 채 발을 이용해 방향을 바꾼다. ('36. 물건 들고 방향 바꾸기' 147쪽 참고)

무거운 화분은 카트로 나르고, 위치를 자주 바꿔야 하는 화분은 바퀴가 달린 받침대에 올려놓아 허리를 편 채 밀어서 이동시킨다.

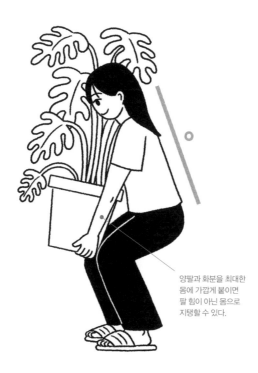

양팔과 화분을 최대한 몸에 가깝게 붙이면 팔 힘이 아닌 몸으로 지탱할 수 있다.

#64

물주기

통증 부위 ✖ **척추(목, 등, 허리), 어깨, 팔꿈치, 손목, 골반·고관절, 무릎, 발목·발·발가락**

BAD 서서 물뿌리개로 식물에 물을 주다 보면 식물을 보느라 목과 허리가 굽어지거나 몸이 비틀어지기 쉽다. 이 자세는 디스크 손상을 일으킨다. 작은 식물에 물을 주기 위해 쪼그려 앉는 것도 무릎에 좋지 않다.

물뿌리개에 물을 가득 담아서 한 손으로 들고 물을 주면 무게 때문에 어깨부터 손가락까지 상지 관절에 부담이 되고 손목이 꺾이기 쉽다.

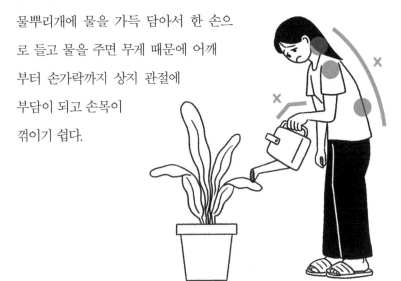

GOOD 한 손은 손잡이를 잡고 다른 손은 물뿌리개 아랫부분을 받쳐 상체가 받는 부담을 양쪽으로 나눠 줄인다. 화분 위치를 확인하고 물뿌리개의 손잡이를 잡은 손이 화분과 정면을 보도록 몸을 약간 비스듬히 해서 선 채로 물을 준다. 이때 복부에 힘을 줘서 목과 허리를 세우고, 손목은 일자로 고정해 꺾이지 않도록 주의한다.

몸을 낮춰서 물을 줘야 할 때는 양발을 어깨너비 정도로 벌리고 허리를 편 채 고관절과 무릎을 굽혀서 몸을 낮춘다.

바닥에 좀 더 가까이 가야 한다면 한 다리를 뒤로 보내서 뒤쪽 무릎을 바닥에 대고 앉아서 물을 준다.

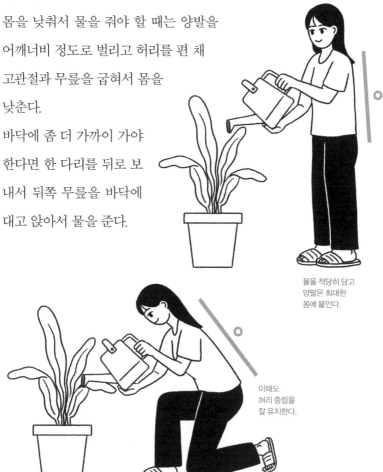

물을 적당히 담고
양팔은 최대한
몸에 붙인다.

이때도
허리 중립을
잘 유지한다.

chapter 7

돌볼 때 이래서 아픕니다

■

육아부터 반려동물 돌보기까지

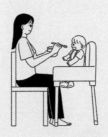

모처럼 한가한 토요일, 쉬려는 보통 씨 앞에 나타난 언니는 조카와 반려견 둥이를 한꺼번에 맡기고는 회사에 급한 일이 생겼다며 부랴부랴 가버렸습니다. 언니의 독박 육아를 어깨너머로 거들어만 봤지 혼자 아이를 보는 건 처음입니다.

우선 우는 아이부터 안고 소파에 앉았습니다. '아이고, 허리야!' 가뜩이나 좋지 않은 허리에 우량아 조카의 무게까지 더해지자 통증이 심합니다. 샘이 많은 둥이는 자기도 안아달라며 짖고 난리입니다. 정신없는 가운데 이 냄새는 뭘까요? 겨우 앉았는데 다시 아이를 바닥에 내려놓고 기저귀부터 갈아줘야겠습니다. 칭얼대는 조카의 다리를 한 손으로 들어 올리자 보통 씨의 허리와 어깨가 찌릿합니다. 다시 아이를 안고 소파에 앉아서 분유를 먹이자니 팔, 허리, 목 쑤시지 않는 곳이 없습니다. 밤 10시가 다 돼서야 돌아온 언니는 조카만 데려가고 둥이는 하루 더 맡아달랍니다.

다음 날, 산책길에서 비둘기를 본 둥이가 냅다 뛰는 바람에 리드줄이 당겨져 보통 씨는 앞으로 꼬꾸라지면서 넘어지고 말았습니다. 허리가 접히면서 허리 통증과 함께 오른쪽 다리에서 발끝까지 전기가 통하는 심한 통증이 느껴졌어요. 걷기도 힘들어서 친구를 급하게 불렀습니다. 보통 씨, 이번 주말도 너무 깁니다.

#65

아이 안아 올리기

통증 부위 ✖ 척추(목, 등, 허리), 어깨, 팔꿈치, 손목,
골반·고관절, 무릎, 발목·발·발가락

BAD 아이를 안아 올릴 때, 다리를 펴고 목과 허리를 숙이면
척추 디스크에 부담이 커진다. 그렇다고 무릎을 너무
쪼그리고 웅크린 상태에서 아이를 들어 올리면 무릎이 다칠 수 있다.
이때 팔을 뻗어 아이를 들면, 몸에서 손이 멀어질수록 아이의 무게가
실제보다 더 무거워져 힘이 더 든다. 그러면 허리뿐만 아니라 어깨, 팔
꿈치, 손목까지 관절에 부담이 커진다.

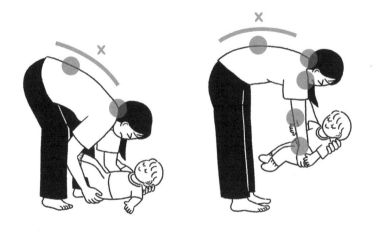

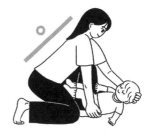

GOOD 힙 힌지(130쪽 참고)로 아이를 안아 올리면 허리와 관절 건강을 지킬 수 있다.

① 아이를 정면에 두고 목과 허리를 편 상태를 유지하면서 양쪽 고관절과 무릎을 구부려 앉거나 한발을 뒤로 보내서 무릎을 바닥에 댄 후, 누워 있는 아이를 양손으로 안아 가슴 쪽으로 당겨서 몸에 최대한 붙인다.

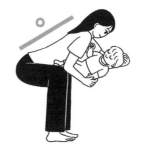

아이가 서 있을 때는 같은 방법으로 몸을 아이의 키만큼 낮추어 가슴에 최대한 붙여 안는다. 이때 양팔을 최대한 몸통에 붙여 지지하면 힘이 덜 든다.

② 허리를 편 자세를 유지하면서 복부에 힘을 준 채로 고관절과 무릎을 펴면서 일어난다.

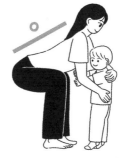

보너스 팁 ∞∞

① 목을 가누지 못하는 아기를 안을 때 손은 어디에?
신생아의 머리는 몸에서 가장 무거운 부분이므로 한쪽 손으로 머리와 목을 잘 받쳐주고 다른 손으로는 아이의 엉덩이를 받쳐준다.

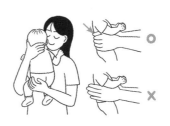

② 목을 가누는 아이를 안을 때 손은 어디에?
엄지손가락을 검지에 붙여서 아이의 겨드랑이 아래로 넣는다. 엄지손가락이 아이의 어깨로 올라가면 꺾이기 쉬워 엄지손가락 방향의 손목 인대나 건이 쉽게 다칠 수 있으니 주의해야 한다.

#66

서서 아이 안기

통증 부위 ✖ 척추(목, 등, 허리), 골반·고관절

BAD 아이를 안고 서면 임신 말기 자세처럼 골반을 앞으로 돌려 허리와 배를 내밀고 상체를 젖힌 후 배에 아이를 걸치는 자세를 취하게 된다. 이는 허리에 무리를 주는 나쁜 자세. 이때 손목을 꺾어서 아기를 받치면 손목 인대와 관절에 부담을 줄 수 있다.

한쪽 골반 위에 아이를 걸치거나 한쪽으로 치우쳐서 아이를 안으면 골반이 틀어지고 척추가 옆으로 밀리거나 꺾인다. 척추와 골반의 변형과 통증을 유발할 수 있고 골반 앞을 지나는 신경을 눌러 허벅지 저림이나 감각 저하 등을 일으킬 수 있다.

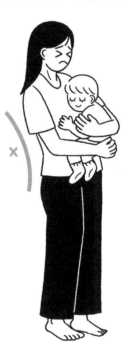

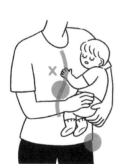

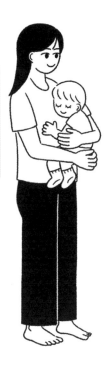

GOOD 아이를 가슴 높이로 들어 올려, 좌우로 치우치지 않고 몸의 중앙에 오도록 안는다. 이때 위팔과 가슴 사이에 아이를 두고 아래팔과 손이 일직선이 되도록 손목을 유지하면서 손가락을 살짝 굽혀 아이를 잡는다.

아이를 안고 서는 자세는 양발은 살짝 벌린 채 골반은 중립으로 유지하고 가슴을 위로 들어 올려 선다. 이때 복부에 긴장감을 주어 배가 앞으로 나오지 않도록 주의한다.

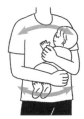

아이 머리 방향과 엄마의 팔 위치를 번갈아 안는다.

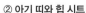

보너스 팁

① 지치지 않는 아이 안기 꿀팁 - 아이와 내 팔을 동시에 감싸 안기!
양팔을 몸통에 최대한 붙이고 아이의 엉덩이를 받치는 팔의 손으로 아이의 목 또는 몸을 감싸는 팔꿈치를 잡거나(a) 팔꿈치 안쪽 위팔에 걸어 아이와 내 팔을 동시에 감싸 안는다(b). 양팔이 벌어지려고 하는 것을 막아 양팔을 붙이려는 힘을 줄여준다. 어깨 관절과 팔꿈치, 손목의 부담을 줄일 수 있다.

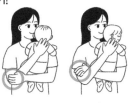

a   b

② 아기 띠와 힙 시트
아기 띠는 아이의 몸 전체를 감싸서 목과 허리를 가누기 전에도 안정감 있게 사용할 수 있다. 아이를 안기 전에 아기 띠의 허리 벨트 부분을 골반에 먼저 착용한다. 이후 아이를 앉혀 가슴 높이에서 밀착되도록 어깨끈을 조정한다. 어깨끈이 너무 길면 움직일 때 아이가 고정되지 않고 흔들리므로 쓸 때마다 자기 몸에 맞게 조절해야 한다. 골반과 어깨로 아이의 무게를 분산해서 지탱하기 때문에 비교적 장시간 이용할 수 있다.

힙 시트는 허리에 착용해 허릿심으로 아이를 안는 형태로 장시간 사용할 때 복부에 힘이 빠지면서 배를 내미는 자세가 되기 쉬워 허리나 골반에 무리를 줄 수 있다. 또한 아이의 몸이 고정돼 있지 않아서 움직임이 자유로우므로 이를 지탱하기 위해서는 허리 부담이 더 커질 수밖에 없어서 단시간만 사용해야 한다.

67

아이 업기

통증 부위 ✖ 척추(목, 등, 허리), 골반·고관절, 무릎, 발목·발·발가락

BAD 아이를 업을 때 바닥에 쪼그려 앉아서 허리를 심하게 앞으로 구부리는 자세는 허리와 무릎에 부담을 준다. 서서 아이를 업을 때 아이를 앞으로 안은 후 허리를 비틀면서 아이를 뒤로 돌리고 마지막에 허리를 앞으로 구부려서 업는 자세는 허리 디스크를 비틀어 짓이기는 동작으로 절대 해서는 안 된다.

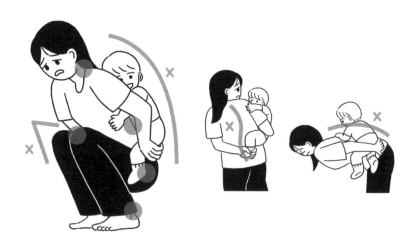

① 아이를 소파나 침대 등에 올리고 허리와 목을 편 상태로 걸터앉아 무릎이 많이 구부러지지 않도록 한다.

② 허리를 편 상태를 유지하면서 고관절을 굽혀 상체를 낮춰 아이를 등에 업는다. 아이의 무게로 인한 어깨 및 팔꿈치, 손목, 손가락 등 상지 관절의 부담을 줄이려면, 양팔을 최대한 몸에 붙이고 손가락보다 손목, 손목보다는 팔꿈치 등 되도록 큰 관절로 아이를 받쳐 몸에 최대한 밀착시킨다.

③ 복부에 힘을 주어 허리는 꼿꼿하게 유지한 채, 엉덩이와 허벅지 힘으로 고관절과 무릎을 펴서 천천히 일어난다.

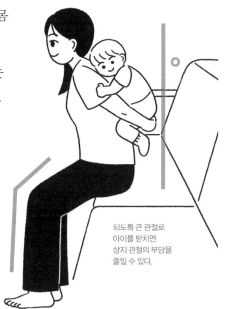

되도록 큰 관절로 아이를 받치면 상지 관절의 부담을 줄일 수 있다.

보너스 팁

오래 안아 줘야 할 때는 업자!

아이를 장시간 안고 있으면 아이를 감싸는 자세 때문에 목과 허리가 앞으로 굽기 쉽고 아이의 무게만큼 부하가 더해지므로 허리 디스크 손상이 발생할 수 있다. 하지만 아이를 뒤로 업게 되면 아이의 무게로 허리가 펴지면서 자연히 목과 어깨까지 같이 들려 바른 자세로 서기에 도움이 된다. 아이를 장시간 안아야 할 때는 등에 업는 것이 가장 좋다. 어깨, 팔꿈치, 손목 등 상지 관절의 부담을 줄이기 위해서 아기 띠나 운반용 가방, 포대기 등을 이용해보자. 단, 아이를 업고 서 있을 때 허리를 일자로 펴서, 몸이 앞으로 숙어지거나 뒤로 젖혀지지 않도록 주의한다.

#68

아이 안고 방향 바꾸기

통증 부위 ✖ 척추(목, 등, 허리), 골반·고관절, 무릎, 발목·발·발가락

BAD 아이를 안아 올린 후 방향을 바꿀 때, 일어서면서 목과 허리를 돌리거나 다리를 비틀면 척추 디스크와 고관절 및 무릎, 발목 관절의 손상이 발생할 수 있다. 아이를 안거나 업고 걷다가 방향을 바꿀 때도 마찬가지로 주의해야 한다.

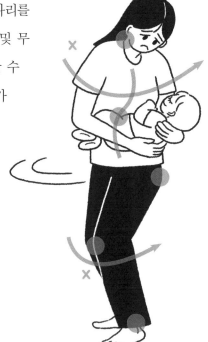

GOOD 먼저 목과 허리를 일자로 유지한 채 아기를 몸 가까이 붙여 안은 뒤, 가고자 하는 방향의 발을 먼저 돌려 지지한 후 아이와 몸이 하나처럼 같이 돈다. ('36. 물건 들고 방향 바꾸기' 147쪽 참고)

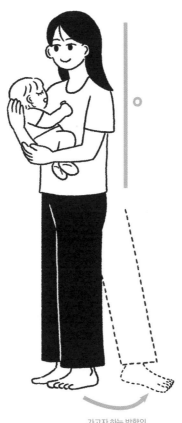

가고자 하는 방향의
발을 먼저 돌린다.

#69

앉아서 수유하기

통증 부위 ✘ 척추(목, 등, 허리), 어깨, 팔꿈치, 손목,
골반·고관절, 무릎, 발목·발·발가락

BAD 수유는 한 번에 20~30분 정도 걸리고, 월령에 따라 다
르지만 많게는 하루 10~12번 정도를 반복해야 하는 고
된 일이다. 같은 자세를 장시간 반복적으로 취해야 하므로 자세가 잘
못되면 산모의 관절에는 치명적이다.

수유할 때 바닥에 앉아서 아이 쪽으로 허리를 굽혀 몸을 기울이고, 아
이를 바라보기 위해 목까지 구부려 웅크리는 것은 산모의 목과 허리
가 손상되는 가장 나쁜 자세. 이때
한쪽 다리를 뻗거나 접고 나머지 다
리의 무릎을 굽혀 세우는 자세는
척추가 굽어져 제대로 세울 수
없게 돼서 꼬리뼈 쪽으
로 산모와 아이의 무
게가 같이 실리게
된다. 이는 꼬리뼈

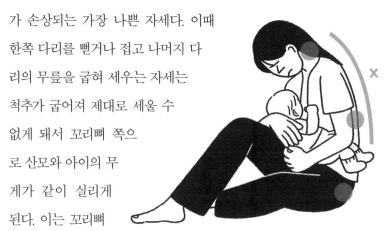

와 골반 통증을 유발할 수 있다. 한편 양반다리 자세는 고관절과 무릎 관절에 부담을 주어 염증이 생길 수 있으므로 하지 않는 것이 좋다. 또한 아이를 들어 올려 엉덩이와 머리를 받치는 자세를 장시간 하면 어깨, 팔꿈치, 손목에 무리가 되므로 주의해야 한다.

의자에 앉아 수유할 때도 허리를 의자에 대지 않고 버티고 앉거나, 엉덩이를 미끄러트려 앉거나, 아기 쪽으로 기울여 앉으면 허리가 굽고 꼬리뼈에 압력이 몰린다. 이는 바닥에 앉아 수유할 때와 마찬가지로 허리와 골반 통증을 일으킨다. 아이를 가슴 쪽으로 올리기 위해 한쪽 다리를 꼬아 반대편 허벅지 위에 올리는 자세는 고관절과 무릎에 부담을 줄 수 있다.

수유 시 의자의 높이도 중요한데 의자가 너무 낮으면 등과 허리가 굽기 쉬워 디스크 손상 위험이 있다. 반대로 의자가 너무 높으면 까치발을 들고 안기 쉬운데 이는 발목과 발등, 발가락 관절에 결리고 뻐근한 통증을 만들 수 있으므로 주의해야 한다.

앉아서 수유하려면 산모에게 알맞은 의자부터 골라야 한다. 우선 앉았을 때 허리를 잘 지지해 줄 수 있는 등받이가 있어야 한다. 엉덩이가 꺼져 허리를 세우기 힘들지 않도록 너무 푹신하지 않으며, 바른 자세로 앉았을 때 양쪽 발바닥이 바닥에 닿을 수 있는 높이의 의자가 좋다. 만약 등받이가 허리를 잘 지지하지 못하면 허리 뒤에 쿠션을 받쳐 지지하고 발이 땅에 모두 닿지 않을 때는 발바닥 아래쪽에 발판을 놓아서 무릎이 고관절 높이와 같거나 약간 아래 있도록 한다. ('21. 의자에 앉아서 일하기' 101쪽 참고)

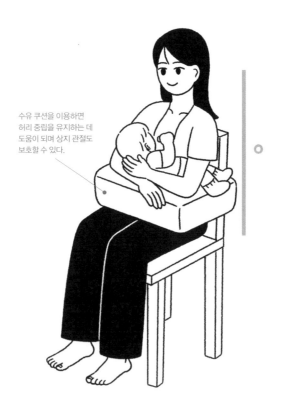

수유 쿠션을 이용하면 허리 중립을 유지하는 데 도움이 되며 상지 관절도 보호할 수 있다.

어깨를 펴서 상체를 뒤로 기대고, 팔 아래 충분히 높은 수유 쿠션을 받쳐서 산모가 허리를 구부리지 않고도 아기의 인중에 유두가 위치할 수 있도록 한 뒤 아이를 최대한 위로 올린다. 산모가 상체를 숙이지 말고 아이가 수유 쿠션 위에서 산모 쪽으로 굴러 내려와 밀착할 수 있도록 한다. 쿠션을 이용하면 아이를 들어 올려서 버텨야 하는 힘이 줄어서 어깨와 팔꿈치, 손목 등 상지 관절의 부담을 줄일 수 있다.

보너스 팁

분유 먹이기도 앉아서!
수유할 때와 마찬가지로 의자에 목과 허리를 펴고 앉아서 등받이에 몸을 기댄다. 쿠션으로 아이의 몸을 최대로 올리고 45도 정도 세워서 분유를 먹인다.

70

아이 밥 먹이기

통증 부위 ✖ 척추(목, 등, 허리), 어깨, 팔꿈치, 손목,
골반·고관절, 무릎, 발목·발·발가락

BAD 바닥에 있는 아이에게 밥을 먹일 때 아이 높이에 맞추려고 바닥에 앉거나, 구부리고 서는 자세 모두 허리와 무릎에 손상을 일으킨다.

식탁에 앉아서 먹일 때도 아이를 무릎에 앉히면 아이를 보려고 목과 허리를 구부리게 되므로 해당 부위 손상을 만들 수 있다. 아이를 잡고 있는 쪽 어깨 및 팔꿈치, 손목 관절에도 부담을 준다. 또한 식탁에 아이와 나란히 앉거나, 90도로 앉으면 목과 허리를 비틀어야 하므로 척추 건강에 좋지 않다.

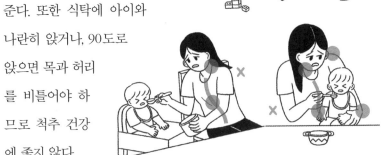

GOOD 아이를 마주보고 밥을 먹이는 자세가 허리의 비틀림이 없어서 가장 좋다. 허리와 무릎의 부담을 줄이기 위해서 어른은 의자에 바른 자세로 앉고, 어른이 허리를 구부리지 않고 식사를 보조할 수 있도록 아이를 아이 전용 식탁 의자에 앉혀서 높이를 맞춘다.

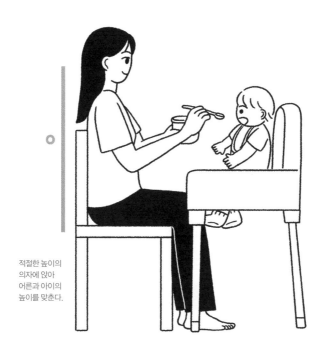

적절한 높이의
의자에 앉아
어른과 아이의
높이를 맞춘다.

보너스 팁

바닥보다는 책상에서 놀아주자!
책 읽기나 블록 쌓기 등 아이와 앉아서 같이 하는 놀이를 장시간 해야 할 때는 바닥에 쪼그려 앉거나, 침대 위에 비스듬히 누워서 하기보다는 식탁이나 책상에 바른 자세로 앉아서 하는 것이 척추 및 관절 건강에 좋다.

71

기저귀 갈기

통증 부위 ✖ **척추(목, 등, 허리), 골반·고관절, 무릎, 발목·발·발가락**

BAD 하루에도 여러 번 기저귀를 갈아야 하는데, 이때마다 허리와 목을 구부려 양반다리로 앉거나 무릎을 꿇고 앉으면 척추 디스크와 고관절, 무릎 및 발목 관절에 손상을 만들 수 있다. 거기에다 팔을 뻗어 한 손으로 아이의 다리까지 들어 올리면 디스크가 받는 부담은 더 커질 수밖에 없다.

선 채로 침대나 교환대에서 기저귀를 갈 때도 허리와 목이 구부러지는 자세는 피해야 한다.

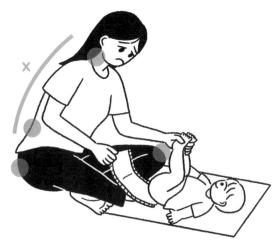

GOOD 허리를 굽히지 않도록 서랍장, 책상, 식탁 등 적당한 높이에 기저귀 교환대를 마련하거나, 알맞은 높이의 기저귀 교환대를 구매해서 사용하자. 무릎을 어깨너비 정도로 벌리고 허리를 편 상태를 유지하면서 힙 힌지로 고관절과 무릎을 굽혀 상체를 숙인다.

기저귀를 갈고 아기를 옮길 때는 '65. 바닥에 있는 아이 안아 올리기'(217쪽)와 마찬가지로 먼저 아이를 몸에 가깝게 붙여 감싸 안고 허리를 편 상태를 유지하면서 엉덩이와 허벅지에 힘을 줘 고관절과 무릎관절을 펴서 일어난다.

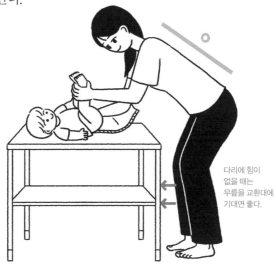

다리에 힘이
없을 때는
무릎을 교환대에
기대면 좋다.

보너스 팁

① 아이도 침대를 사용하자!
아이가 자거나, 누운 상태로 혼자 놀 때는 아기침대를 사용하는 게 좋다. 아이를 들어 옮겨야 할 때 바닥보다는 침대에서 들어 올리는 게 관절의 부담이 적다.

② 기저귀 교환대를 다양하게 이용하자!
아이의 옷을 입히고 벗기거나, 목욕 후 수건으로 물기를 닦아 줄 때, 보습제를 바를 때 등 다양하게 사용해서 산모의 척추와 관절 건강을 지키자.

72

목욕시키기

통증 부위 ✖ 척추(목, 등, 허리), 골반·고관절, 무릎, 발목·발·발가락

BAD 아이를 목욕시킬 때 아기 욕조를 주로 욕실 바닥에 두고 하게 된다. 그러면 목과 허리를 굽히고 무릎을 구부려 쪼그려 앉거나 낮은 목욕 의자에 앉는 자세가 된다. 이 자세들은 척추 및 고관절, 무릎과 발목 관절에 좋지 않다.

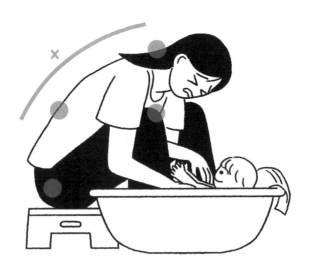

목과 허리를 펴고 아이를 목욕시키기 위해서는, 바르게 서서 몸통에 팔을 붙이고 팔꿈치를 90도 정도로 구부렸을 때 아래팔이 아기 욕조 상단에 편안하게 걸쳐지는 정도까지 욕조를 높여서 사용하면 좋다. 이렇게 하면 아이를 받치는 팔을 몸통에 지지해서 상지 관절의 부담을 덜 수 있고, 아이를 닦는 팔의 어깨를 과도하게 올리지 않아도 돼서 어깨충돌증후군을 예방할 수 있다.

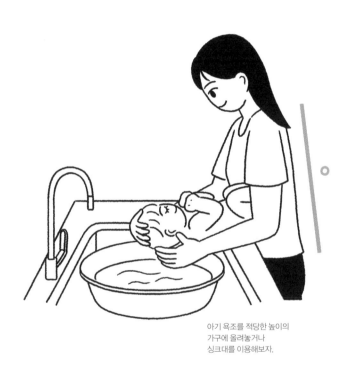

아기 욕조를 적당한 높이의
가구에 올려놓거나
싱크대를 이용해보자.

#73

누워서 아이 재우기

통증 부위 ✖ 척추(목, 등, 허리), 어깨, 팔꿈치, 손목,
골반·고관절, 무릎, 발목·발·발가락

BAD 아이를 재우거나 옆에 두고 같이 잘 때는 어른이 아이 쪽을 향해서 옆으로 누워 자는 자세가 된다. 옆으로 누우면 척추와 골반이 뒤틀리기 쉽다. 고관절과 무릎을 접어 올려 몸을 지지하는데, 심하게 굽히면 관절에 부담을 줄 수 있다. 또 아래에 놓인 팔을 접거나 펴서 자신의 머리를 받치면 팔의 혈관과 신경이 눌려 팔이 저리거나 감각이 사라질 수 있고, 깔린 팔의 어깨 및 팔꿈치와 손목에 통증이 발생할 수 있다.

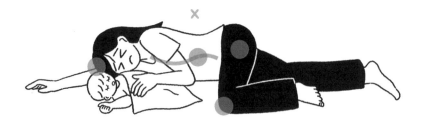

아이와 옆으로 누워서 잘 때는 자신에게 맞는 베개를 베고, 허리 밑에 허리 베개를 받쳐서 머리와 등과 허리가 일직선이 되도록 만든다.

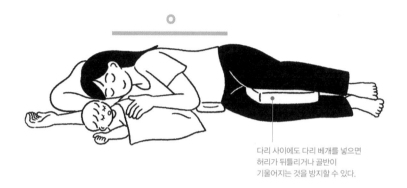

다리 사이에도 다리 베개를 넣으면
허리가 뒤틀리거나 골반이
기울어지는 것을 방지할 수 있다.

보너스 팁

① 아기와 같이 잘 때도 침대에서!
아이를 돌보는 어른은 아이와 함께 잘 때 아기 낙상 등의 위험으로 바닥에 요를 깔고 자는 경우가 있는데, 허리와 관절 건강에는 좋지 않다. 아이와 같이 잘 때는 아이를 벽 쪽에 두거나, 뒤에 베개 등을 놓고 충분히 넓은 침대에서 자는 게 관절 건강에 좋다.
② 누워서 수유해요!
제왕 절개로 앉아 있기 힘든 산모나 밤 수유 시에는 옆으로 누운 자세에서 수유하면 좋다.

74

유모차 밀기

통증 부위 ✖ 척추(목, 등, 허리), 어깨, 팔꿈치, 손목·손가락

BAD 유모차를 힘 주어 밀다 보면 몸이 앞으로 쏠리게 되어 목과 허리를 다칠 수 있다. 게다가 팔로 밀게 되면 양쪽 어깨와 팔꿈치의 부담이 늘고, 손잡이를 꽉 잡거나 손목을 비틀게 되므로 주의해야 한다. 유모차를 끌면서 아이 물품 가방을 한쪽으로 메면 척추와 어깨가 한쪽으로 휘기 쉽고 통증을 만들 수 있다.

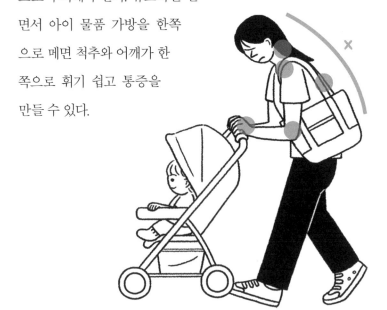

GOOD 목과 허리를 펴고 양팔을 몸통에 붙인다. 팔꿈치를 살짝 구부리고 아래팔과 손이 일직선이 되도록 유지한 채 유모차 손잡이를 가볍게 잡는다. 만년 복대 자세(130쪽 참고)로 코어를 단단하게 한 후 허리를 구부리지 않고 엉덩이와 다리의 힘으로 유모차를 민다.

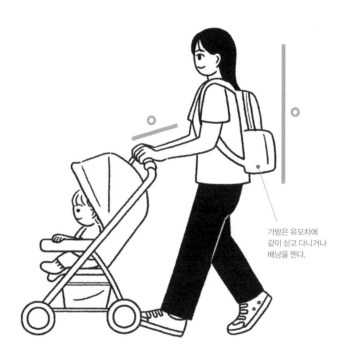

가방은 유모차에
같이 싣고 다니거나
배낭을 멘다.

#75

카시트에서 아이 태우고 내리기

통증 부위 ✱ 척추(목, 등, 허리), 골반·고관절, 무릎, 발목·발·발가락

BAD 　차 밖에서 서서 카시트에 아기를 태우거나 내릴 때는 어른과 아기가 90도 방향으로 위치하게 되므로, 아기를 안으려면 목과 허리, 골반 혹은 다리를 비틀어야 한다. 이때 척추 디스크와 고관절, 무릎 및 발목 관절 손상이 발생할 수 있다.

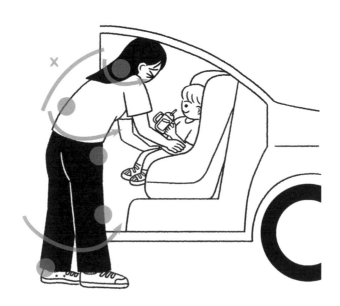

① 아이와 마주 볼 수 있도록 차 밖에서 옆으로 서서 한쪽 발을 들어 차 안쪽으로 내딛고, 힙 힌지로 고관절과 무릎을 접어 버틴다.

② 반대쪽 다리는 쭉 뻗어서 차 밖의 바닥을 딛는다.

③ 최대한 아이와 마주보면서 허리를 편 자세를 유지한 채 아이를 몸에 붙여 안는다.

④ 차 안쪽에서 구부렸던 다리의 무릎과 고관절을 펴면서 차 밖으로 이동한다.

반대로 시행하면 카시트에 아이를 태우는 방법이 된다.

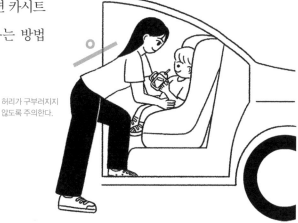

허리가 구부러지지 않도록 주의한다.

사이드 런지를 연습해서 적용해보자!

차에서 아이를 태우고 내리는 동작은 사이드 런지 동작이다. 사이드 런지는 엉덩이 근육과 허벅지 근육 특히 허벅지 안쪽 근육을 단련할 수 있는 운동으로 다이어트에도 효과가 있으므로 평소에 연습해 두면 바른 자세와 날씬한 몸매 두 마리 토끼를 다 잡을 수 있다.

1) 양손은 가슴 앞에 모으고 다리를 어깨너비로 벌리고 선다.

2) 왼쪽 발을 왼쪽 옆으로 크게 한 발 내디디면서 의자에 앉듯이 고관절과 무릎을 접어버린다. 무릎이 발끝보다 앞으로 나가지 않도록 주의한다. 반대쪽 다리는 쭉 뻗어준다.

3) 고관절과 무릎을 펴면서 처음 자세로 돌아온다. 반대 다리도 마찬가지로 시행한다.

처음 해보는 운동이라 동작이 익숙하지 않거나, 앉을 때 무릎 통증이 느껴진다면 내디뎌 앉는 다리를 완전히 앉지 말고 절반 정도(무릎을 45도 정도 구부렸다 펴기)로 시행해보면 좋다.

76

먹이 주기

통증 부위 ✖ 척추(목, 등, 허리), 골반·고관절, 무릎, 발목·발·발가락

BAD 목과 허리를 구부린 채 고관절과 무릎 관절, 발목 관절을 최대한 굽히면서 쪼그려 앉아서 반려동물에게 사료를 먹이거나 간식을 주면, 척추와 하지 관절에 부담이 된다. 또 사료나 물을 그릇에 미리 담지 않고, 쪼그려 앉은 채로 그릇에 부어주면 그만큼 웅크린 자세를 오래 하게 되므로 보호자의 관절 건강에 좋지 않다.

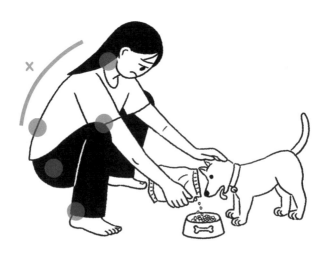

식탁이나 싱크대 등 허리를 일자로 펼 수 있는 높이의 작업대에서 반려동물의 그릇에 사료나 물을 미리 부어 준비한다. 허리를 펴고 양쪽 고관절과 무릎을 구부려 앉거나, 한발을 뒤로 보내 한쪽 무릎을 바닥에 대고 몸을 낮추면서 사료(또는 물) 그릇을 내려놓는다.

간식을 손을 들고 주거나 직접 먹이기보다는 반려동물에게 줘서 먹게 하는 것이 좋다. 보호자가 잡아줘야 하는 간식은 의자나 소파에 바른 자세로 앉아 최대한 허리를 틀거나 굽히지 않은 채 줘야 한다.

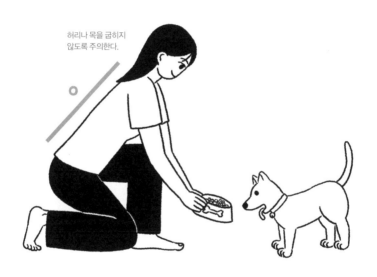

허리나 목을 굽히지 않도록 주의한다.

#77

산책시키기

통증 부위 ✖ 척추(목, 등, 허리), 어깨, 팔꿈치, 손목,
골반·고관절, 무릎, 발목·발·발가락

BAD 산책은 뛰어다니기, 냄새 맡기 등 반려견의 기본 욕구를 채워 줄 수 있는 일상적인 활동이다. 특히 활동이 제한된 실내에서 생활해야 하는 반려견은 산책이 스트레스를 줄여주므로 주기적으로 시켜줘야 한다. 이 밖에도 산책은 적당하게 몸을 움직이게 만들어 비만을 막고 건강을 유지해주며, 다른 개나 사람들과 잘 지내도록 사회성도 키워준다.

산책을 할 때는 반려견을 통제하고 주변 사람들의 안전을 위해 반드시 목줄, 하네스 등 리드줄을 해야 한다. 그런데 갑자기 반려견이 방향을 틀거나 빨리 달리면 리드줄을 잡은 보호자가 끌려가면서 다칠 수 있다. 특히 대형견이나 무게가 많이 나가고 힘이 좋은 반려견이 갑작스럽게 속도를 높이면 순간적인 반동으로 손목이 꺾여 건초염 등이 생길 수 있다. 또 팔꿈치나 어깨가 당겨지면서 심한 경우 탈구나 건 손상이 발생할 수 있고, 목과 허리가 굽어지면서 디스크 파열 등이 생길 수 있다. 그뿐만 아니라 빠른 속도로 달리는 반려견을 쫓다가 발을 헛디디면

서 발목 염좌로 고생할 수도 있고, 심한 경우 넘어지면서 골절 등 큰 부상을 당할 수 있으므로 각별히 주의해야 한다.

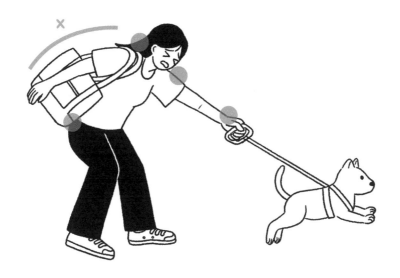

두 마리 이상의 반려견을 키우는 가구도 많은데, 여러 마리를 동시에 산책시킬 때는 한꺼번에 통제하기 위해서 더 자주 돌아봐야 한다. 또 여러 마리가 한꺼번에 당기는 힘을 버텨야 해서 척추와 관절에 큰 부담을 주므로 보호자의 관절 건강에는 좋지 않다.

GOOD 반려견과 산책할 때 부상을 예방하려면 리드줄을 조금만 느슨하게 잡는 게 좋다. 반려견이 속도가 빨라지거나 갑작스러운 방향 전환을 했을 때 리드줄에 여유가 있다면 보호자의 몸이 당겨지기 전에 같이 뛰거나 방향을 바꾸는 등 변화에 유연하게 대응할 수 있기 때문이다.

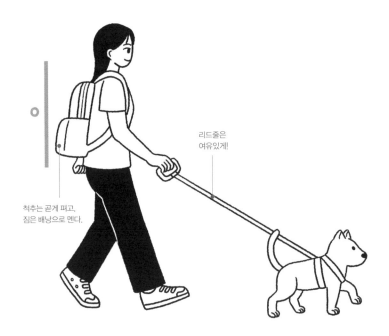

리드줄은
여유있게!

척추는 곧게 펴고,
짐은 배낭으로 멘다.

여러 마리를 동시에 산책시키기보다는 한 마리씩 리드줄을 잡고 가슴을 활짝 열고 목과 허리를 세워 바른 자세로 걷는 것이 좋다. 줄을 잡지 않은 손을 주머니에 넣고 걸으면 낙상 등의 돌발적인 상황에 빠르게 대처하기 어려우므로, 팔을 옆으로 빼서 자연스럽게 흔들면서 걷는다.

① 강아지 물품 가방은 배낭이 좋아요!
반려견 간식이나 물, 배변 봉투 등을 담는 가방은 한쪽으로 메거나 드는 가방보다 척추 균형을 잘 유지하기 위해서 양쪽으로 메는 배낭이 가장 좋다.

② 반려견과 줄다리기하지 마세요!
반려견과 놀아주기는 보호자와 유대감을 형성하고 정서를 발달시키며, 강도에 따라 신체 단련과 운동을 시킬 수 있는 시간이 된다. 하지만 많은 놀이 중에서 반려견과 줄다리기는 관절 건강에 좋지 않다. 줄다리기는 장난감의 한쪽을 반려견이 입에 물고 보호자가 손으로 당기는 놀이인데, 이때 반려견은 머리를 흔들거나 몸 전체로 매달려서 장난감을 당기게 된다. 이것을 버티는 보호자는 허리와 어깨, 팔꿈치, 손목, 장난감을 쥐는 손가락까지 통증을 호소할 수 있다. 대형견이 세게 장난감을 당기면 보호자가 반동으로 따라오게 되어 목이 꺾이거나, 골반이나 무릎, 발목까지 뒤틀릴 수 있어서 위험하다. 줄다리기 대신 공놀이나 프리스비 잡기 등 다른 놀이로 바꿔서 사랑하는 반려견과 놀아주기와 관절 건강 두 마리 토끼를 모두 잡자.

78

안아 올리기

통증 부위 ✖ 척추(목, 등, 허리), 어깨, 팔꿈치, 손목,
골반·고관절, 무릎, 발목·발·발가락

BAD 엘리베이터를 타거나 큰 도로를 건널 때, 산책이나 외출 중에 힘들어할 때 등 반려동물을 반드시 안아 올려야 하는 상황이 생긴다. 이때 다리를 편 채로 목과 허리만 숙이면 척추 디스크 건강에 매우 좋지 않다. 그렇다고 무릎을 너무 쪼그리고 웅크린 상태에서 반려동물을 들어 올리면 고관절이나 무릎에 손상이 생길 수 있다.

반려동물을 들 때 팔을 뻗어서 들면, 손이 몸에서 멀어지기 때문에 보호자가 느끼는 무게는 실제 반려동물의 무게보다 증가한다. 따라서 허리와 어깨, 팔꿈치, 손목 등 상지 관절이 받는 부담이 커진다. 특히 잘못된 방법으로 안아 올리거나 안고 있으면 반려견이 발버둥을 치거나 몸을 비틀며 계속 움직인다. 이때 반려동물을 떨어트리지 않고 무게 중심을 잡기 위해서는 전신 관절에 더 힘을 줘야 하므로 보호자의 관절이 위험해질 수 있다.

반려동물 관절 건강이 나빠지는 자세도 많다. 목덜미나 꼬리, 앞다리만 잡아서 들어 올리거나, 갑자기 끌어안으면 반려동물이 놀랄 수 있다. 또한 세워 안거나 배를 하늘로 향하게 눕혀 안아 척추 디스크에 손상을 만들거나, 앞다리의 겨드랑이 사이에 손을 넣어 안아 올려 반려동물의 어깨 탈골부터 관절염, 인대 손상까지 위험성을 높이는 자세들은 피해야 한다.

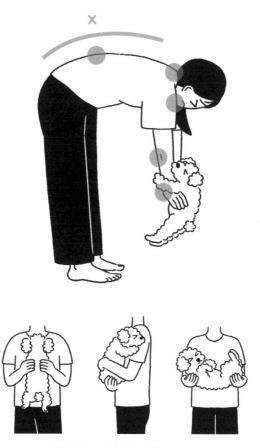

반려동물의 관절 건강을 해치는 안기 자세

GOOD 반려동물을 안아야 할 때는 '65. 아이 안아 올리기'(217쪽 참고)와 같은 방법으로 하면 된다.

① 반려동물을 정면에 두고 목과 허리를 편 채로 양쪽 고관절과 무릎을 구부려 앉거나 한발을 뒤로 보내서 무릎을 바닥에 댄다. 양팔을 몸통에 붙이고 반려동물을 안아 가슴 쪽으로 당겨서 몸에 최대한 붙인다.

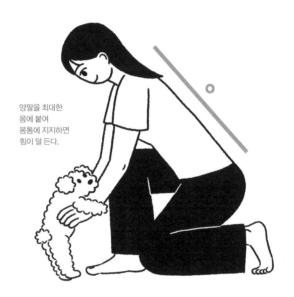

양팔을 최대한
몸에 붙여
몸통에 지지하면
힘이 덜 든다.

이때 반려동물이 놀라거나 불편해서 버둥거리지 않도록 안기 전에 살짝 쓰다듬거나 이름을 불러 미리 신호를 주고, 바른 안기 자세로 천천히 안는다. 여기서 바른 안기 자세란 앞다리의 뒤쪽으로 한 팔을 넣어 가슴을 지탱하고 다른 한 팔로 엉덩이를 지탱하거나, 반려동물을 옆을 보게 두고 한 팔로는 목 아래 가슴을 감싸고, 다른 한 팔로는 엉덩이 아래로 뒷다리를 감싸는 자세다.

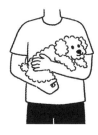 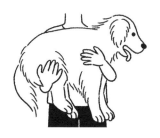

② 허리를 편 자세를 유지한 채, 복부와 힘을 주고 고관절과 무릎을 펴면서 하체 힘으로 천천히 들어 올린다.

79

배설물 처리하기

통증 부위 ✖ 척추(목, 등, 허리), 골반·고관절, 무릎, 발목·발·발가락

BAD 산책 중 반려견의 대변을 줍기 위해 자주 목과 허리를
구부려 웅크리면 디스크 손상이 생길 수 있다. 집 안에
서도 마찬가지로 반려견이나 반려묘의 배변 패드를 정리하거나 배설
물을 처리하기 위해 쪼그려 앉는 자세는 관절 건강에 좋지 않다.

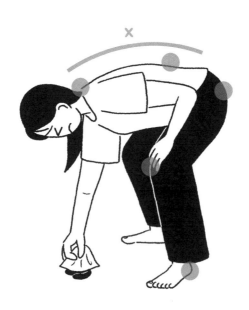

'34. 작은 물건 줍기'(141쪽)를 참고하면 좋다. 만년 복대

GOOD (130쪽 참고)를 한 채 한 다리를 한 발짝 정도 뒤로 보내

서 발끝으로 지지하며 고관절을 접어서 뒷무릎을 바닥에 대고 배설물

을 주워 올린다.

또는 벽이나 나무, 가구 등을 한 손으로 잡은 채, 만년 복대를 한 상태

에서 한쪽 발을 뒤로 들면서 고관절을 접어 상체를 앞으로 기울여서

줍는다. 익숙해지면 벽을 잡지 않고도 가능하다.

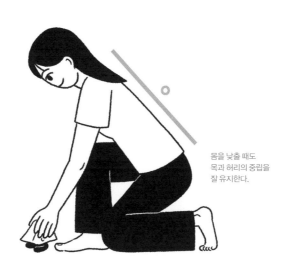

몸을 낮출 때도
목과 허리의 중립을
잘 유지한다.

보너스 팁

허리 통증이 심할 때는 긴 배변 집게를 사용해보자!

허리 통증이 심하거나, 실외에서 대형견을 키워서 많은 배설물을 자주 치워야 할 때는 긴 배변 집
게를 사용하면 좋다. 허리와 하체 관절을 좀 더 아끼는 방법이다.

#80

목욕시키기

통증 부위 ✖ 척추(목, 등, 허리), 어깨, 팔꿈치, 손목,
골반·고관절, 무릎, 발목·발·발가락

BAD 반려동물을 목욕시킬 때는 주로 욕실 바닥이나 욕조에서 목과 허리를 굽히고 무릎을 굽혀 쪼그려 앉거나 낮은 목욕 의자에 앉아서 하게 된다. 이는 척추 및 고관절, 무릎과 발목 관절에 무리를 주는 자세다. 또한 쪼그려 앉아서 샤워기를 들기 위해서 팔을 머리 위로 뻗으면 어깨 통증도 생길 수 있다. 샤워기를 들 때 손목을 꺾거나 꽉 쥐는 습관도 팔꿈치와 손목, 손가락 관절에 좋지 않다.

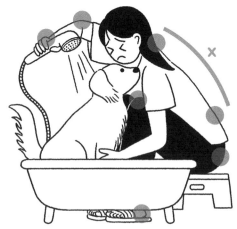

GOOD 작은 반려동물은 바르게 서서 몸통에 팔을 붙이고 팔꿈치를 90도 정도로 구부렸을 때 아래팔이 욕조 상단에 편안하게 걸쳐지는 정도까지 욕조를 높여서 목과 허리를 펴고 목욕시킨다. 그러면 반려동물을 잡은 팔을 몸통에 지지해서 상지 관절의 부담을 덜 수 있다. 또 닦는 팔은 어깨가 과도하게 올라가지 않게 하면 어깨충돌증후군을 예방할 수 있다. 이를 위해 반려동물 욕조를 적당한 높이의 가구에 올려놓거나, 거치대로 욕조를 높여서 사용할 수 있는 스탠드형 욕조를 사용하면 좋다.

반면 몸집이 큰 반려동물은 목욕 시 작은 반려동물보다는 훨씬 긴 시간이 필요하므로, 리프트형 욕조 등을 구매해서 반려견의 허리 높이까지 높여서 사용하면 좋은데, 공간이 부족하거나 가격 면에서 부담이 될 수 있다. 척추와 관절 건강을 위해서는 욕조의 높이 조절이 가능한 애견 셀프 목욕숍이나 출장 목욕을 이용하는 방법도 있다.

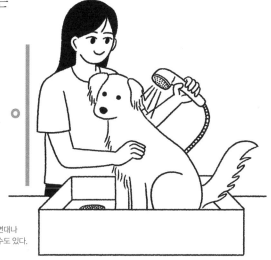

다용도실의 빨래 세면대나
싱크대를 이용해볼 수도 있다.

81

이동 가방 사용하기

통증 부위 ✖ 척추(목, 등, 허리), 어깨, 팔꿈치, 손목,
골반·고관절, 무릎, 발목·발·발가락

BAD 반려동물 이동 가방은 금속이나 플라스틱으로 된 무거운 이동장 형태나 한쪽 어깨로 메는 가방 형태가 대부분이다. 이동 가방을 한쪽으로 메거나 들면 몸의 중심이 반대쪽으로 기울어져 척추 불균형을 만들거나, 반복적으로 메는 쪽 어깨 관절에 부담을 줄 수 있다.

특히 어깨끈을 길게 해서 한쪽 어깨로만 메거나, 팔꿈치에 걸어 들게 되면 가방이 몸에서 멀리 떨어져 고정되지 않으므로 움직일 때마다 가방이 흔들리면서 몸의 중심마저 흔들리게 된다. 이는 관절에 부담을 높일 수 있어 피해야 하는 자세다.

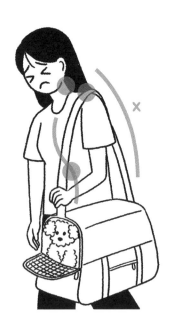

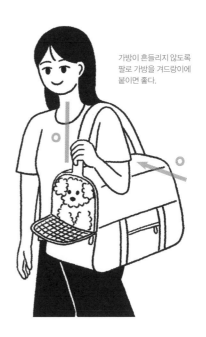

GOOD 비행기 탑승 등 특별한 경우가 아니면 보호자의 관절 건강을 위해서 무거운 이동장보다 가벼운 가방 형태가 좋다. 크로스백 형태로 멜 때는 끈을 아주 짧게 해서 한쪽 어깨에서 다른 쪽 허리로 몸을 가로지르도록 해서 가방을 몸에 최대한 가까이 붙인다. 이는 가방의 무게를 좌우로 분산시켜 척추에 미치는 부담을 최소화하기 위함이다. 숄더백 형태로 멜 때는 가방끈의 길이를 손을 옆구리 높이에 걸쳐 가방끈을 잡고 고정할 수 있는 정도로 해서 어깨에 멘다. 허리와 어깨를 쫙 펴고 양쪽 어깨로 20~30분마다 좌우 번갈아 들어 신체 균형을 맞추도록 하자. ('12. 옆으로 가방 메기' 69쪽 참고)

가방이 흔들리지 않도록 팔로 가방을 겨드랑이에 붙이면 좋다.

보너스 팁 〰〰〰〰〰〰〰〰〰〰〰〰〰〰〰〰〰〰〰〰〰〰〰〰〰〰〰〰〰〰〰〰〰〰〰〰〰

배낭이나 카트형 이동 가방을 사용하자!
허리 통증이 심하거나 장시간 이동 가방을 메야 한다면 몸의 균형을 유지하기 위해 양쪽 어깨로 무게를 분산시키는 배낭('11. 배낭 메기' 67쪽 참고)이나 카트형 이동 가방('50. 카트 밀기' 185쪽 참고)을 사용하면 좋다.

자세가 잘못됐습니다

초판 1쇄 발행 2023년 2월 2일

지은이 | 이종민
기획 | CASA LIBRO
펴낸곳 | 페이스메이커
펴낸이 | 오운영
경영총괄 | 박종명
편집 | 최윤정 김형욱 이광민 양희준
디자인 | 윤지예 이영재
마케팅 | 문준영 이지은 박미애
등록번호 | 제2018-000146호(2018년 1월 23일)
주소 | 04091 서울시 마포구 토정로 222 한국출판콘텐츠센터 319호(신수동)
전화 | (02)719-7735   팩스 | (02)719-7736
이메일 | onobooks2018@naver.com   블로그 | blog.naver.com/onobooks2018
값 | 15,000원
ISBN 979-11-7043-379-8 03510